ulmer

Claudia Ritter

BITTER STOFFE

Vorbeugen, heilen und genießen in **100** Rezepten

INHALT

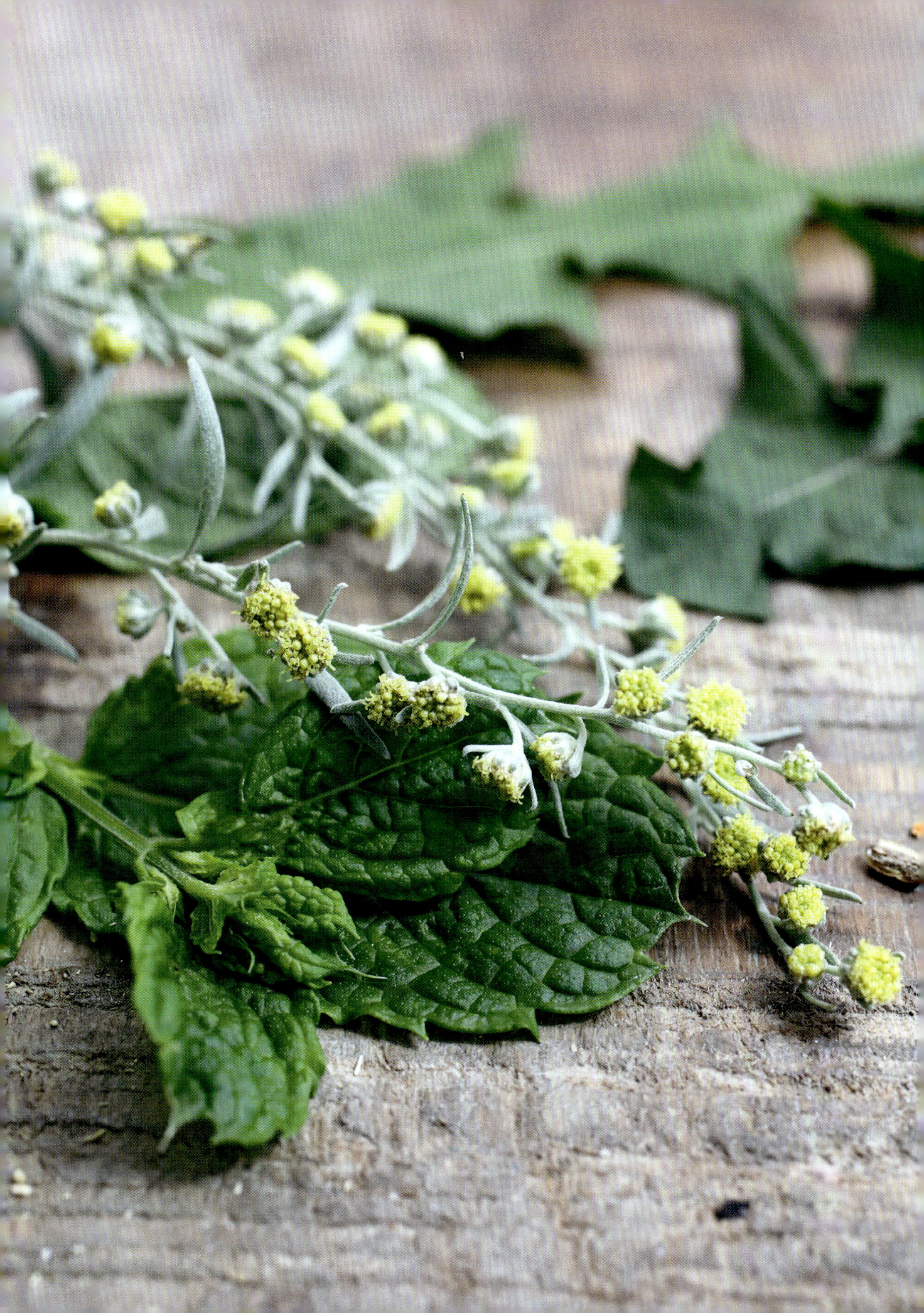

BITTER MACHT FITTER!

LIEBE LESERIN, LIEBER LESER,

Bitterstoffe sind wieder voll im Trend – und das ist gut so. Während unsere Vorfahren viel häufiger bittere Kräuter und Gemüse verzehrten, begegnet uns der bittere Geschmack heute in Lebensmitteln nicht mehr so oft. Die Geschmacksrichtung bitter ist bei einigen nicht sehr beliebt, hat aber einen evolutionären Sinn: Sie schützt uns unter anderem davor, versehentlich Giftiges zu verzehren. Wir sind konditioniert auf Süßes und Salziges. Um unsere Gaumen zu besänftigen, wurden durch moderne Zuchtverfahren aus Obst, Gemüsen und anderen Kulturpflanzen ursprünglich vorhandene Bitterstoffe weitgehend herausgezüchtet. Durch die Neuzüchtungen gingen jedoch nicht nur Aromastoffe verloren, sondern auch eine Reihe von Benefits für die Gesundheit.

Anders ist das noch bei Wildpflanzen. Sie enthalten deutlich mehr Aroma- und Bitterstoffe als ihre kultivierten Verwandten. Schließlich müssen sie sich draußen in der Natur gegen Wind, Regen, Sonneneinstrahlung und vor Schädlingsbefall behaupten. Die bitteren Pflanzenstoffe dienen ihnen vorwiegend dazu, Fraßfeinde abzuwehren, denn die meisten Schädlinge vermeiden den bitteren Geschmack. Doch nicht alles, was bitter schmeckt, ist giftig – ganz im Gegenteil. Unser Körper braucht diese Stoffe, um gesund zu bleiben oder um Gesundheit wieder zu erlangen. Das wussten bereits unsere Großmütter: „Medizin muss bitter schmecken, sonst nützt sie nichts" hieß es sinngemäß landauf, landab. Bitterstoffe aus Kräutern und Gemüsen waren über Jahrhunderte fester Bestandteil der Natur-Apotheke, und man wusste um die heilsame Kraft dieser besonderen Stoffe.

Der Eingriff in das natürliche Geschehen war also ein fataler Fehler, wie sich nun herausstellt. Bitterstoffe wirken umfassend und bei richtiger Anwendung nebenwirkungsfrei auf den gesamten Organismus. Sie können zu einem neuen Lebensgefühl verhelfen. Magen-Darm-Beschwerden, ein aufgeblähter Bauch, Probleme mit Leber und Galle, Schwäche und Erschöpfung oder ein erhöhtes Körpergewicht sind nur einige Beispiele, bei denen das umfassende Wirkspektrum von Bitterstoffen gegensteuern kann. Die Liste an heilsamen Bitterkräutern ist lang; rund 250 Pflanzen mit bitteren Anteilen werden für naturheilkundliche Zwecke gebraucht.

Diese Anteile reichen von schwach bitter wie etwa bei der Wegwarte oder extrem bitter wie beim Enzian.
Ich möchte Ihnen wieder Lust auf Bitterstoffe machen. Dafür habe ich in diesem Ratgeber eine Auswahl an 24 bekannten und heimischen Pflanzen und zahlreiche Anwendungsbeispiele zusammengetragen. Wenn Sie sich zunächst an den bitteren Geschmack herantasten und präventiv einen Beitrag zu Ihrem Wohlbefinden leisten möchten, dann finden Sie auf den Seiten 56 bis 70 Rezepte aus der Küche. Im Abschnitt der Pflanzen-Kurzporträts sind einfache Rezepte zum Ausprobieren und Herantasten an das Wirkspektrum gelistet. Und im Abschnitt des Praxisteils „Beschwerden behandeln“ finden Sie umfangreichere Rezepte, die für erfahrenere Pflanzenkenner und solche mit spezifischen Beschwerden hilfreich sind. Damit sollte für alle etwas dabei sein: für den gesundheitsbewussten Genießer, den erfahrenen Kräuteranwender und für die Einsteiger in die Kräuterheilkunde. Aber für alle gilt:
Bitter macht fitter!

Ihre

Claudia Ritter

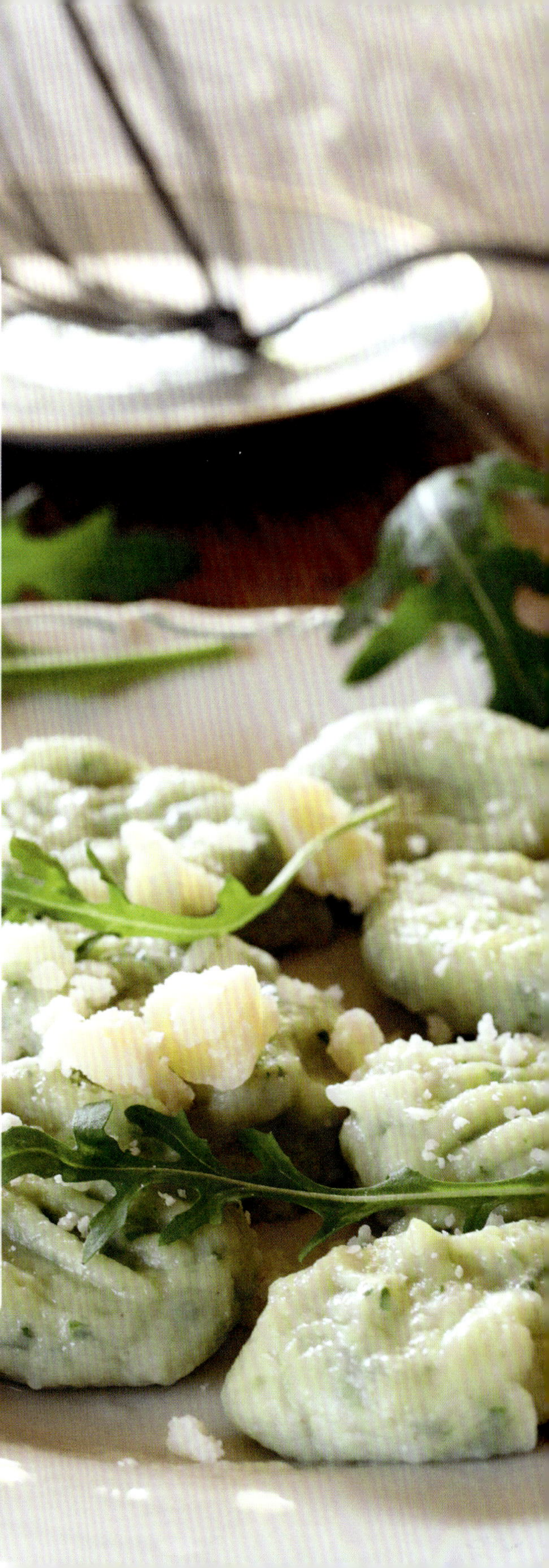

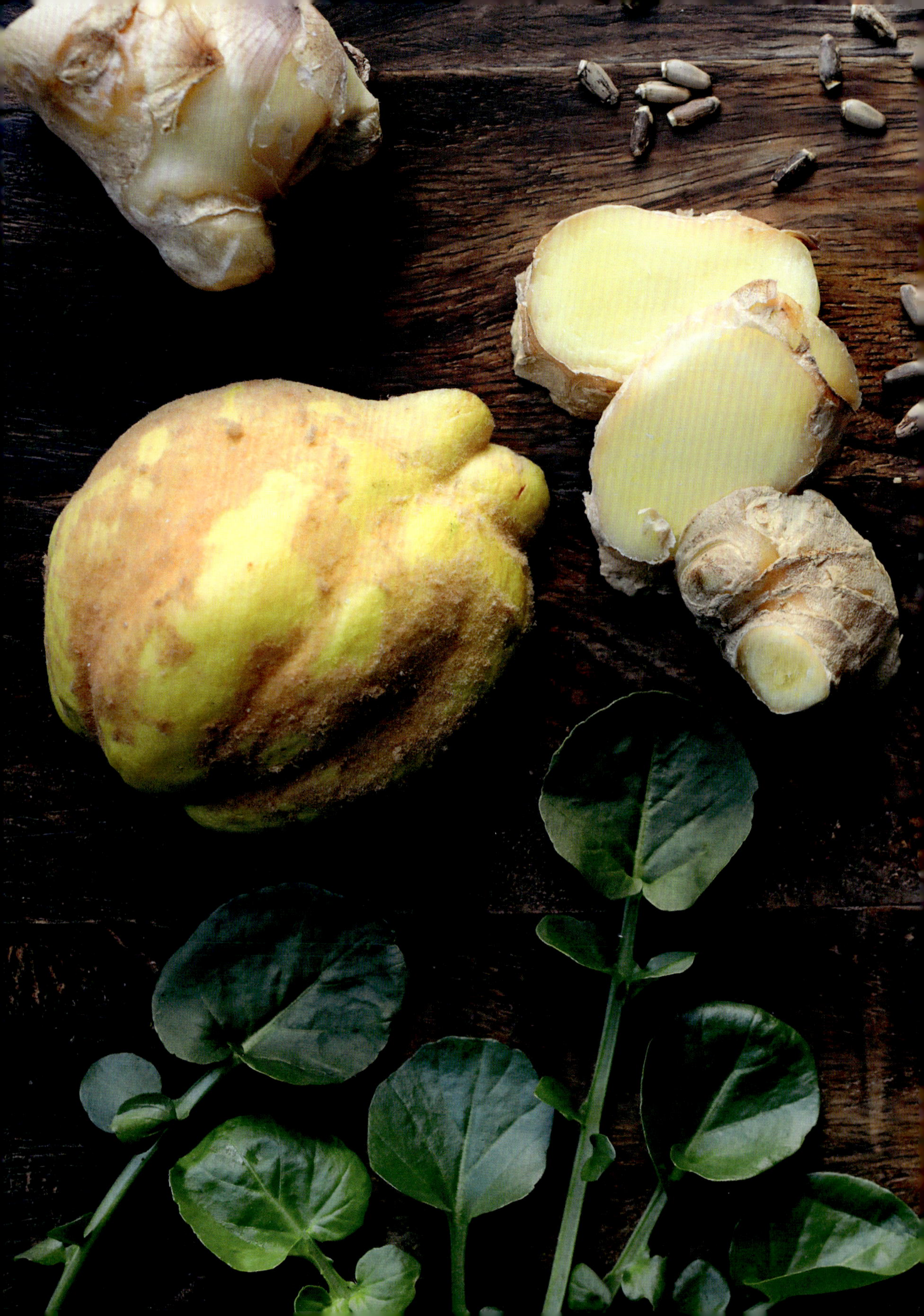

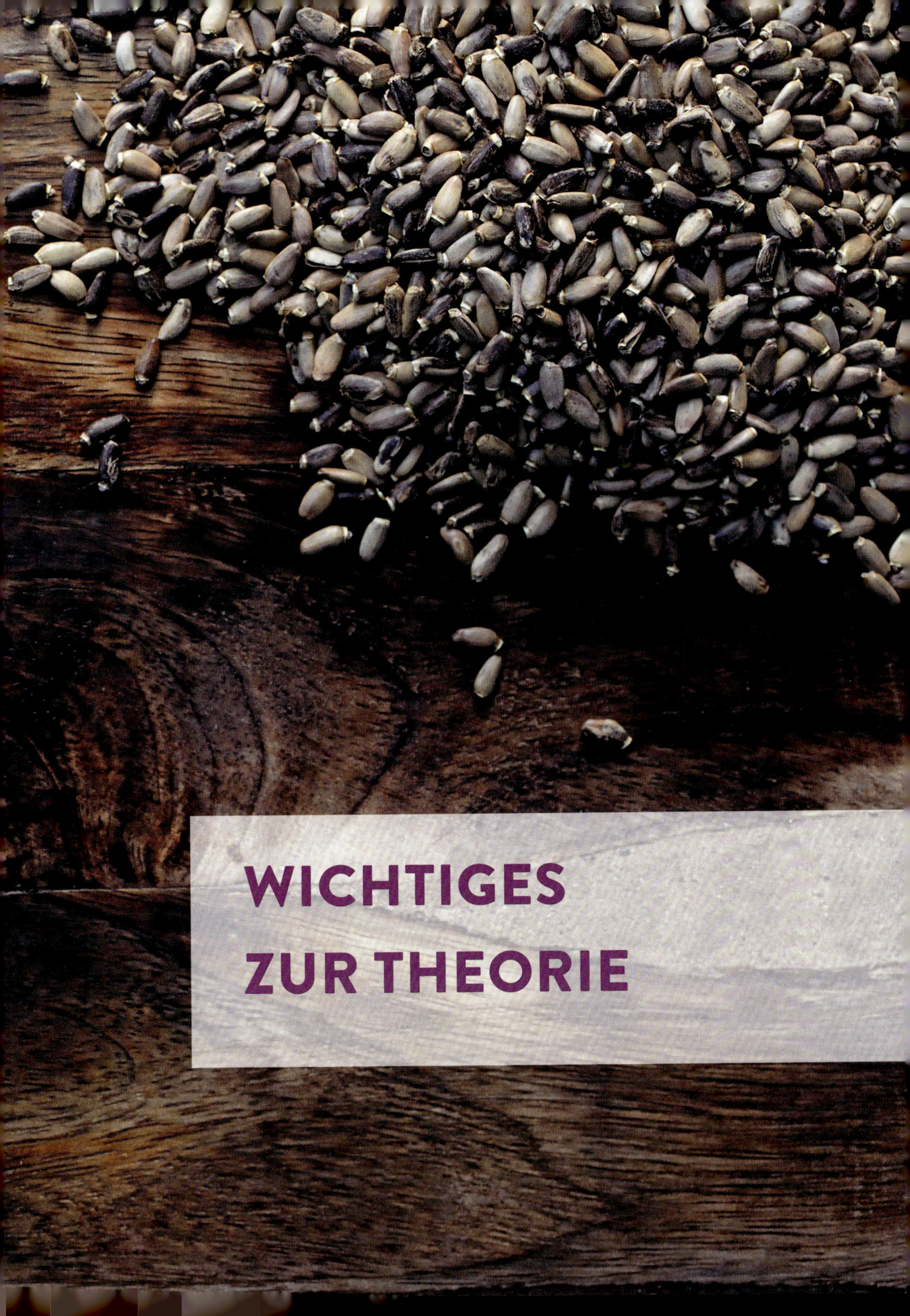

WICHTIGES ZUR THEORIE

WIR HABEN ES BITTER NÖTIG!

Wie ein guter Türsteher bestimmt unser Geschmackssinn, was hereinkommt und was draußen bleibt. Zu den fünf Geschmacksrichtungen, die wir auf unserer Zunge wahrnehmen können, gehört neben süß, salzig, sauer und umami (japanisch „wohlschmeckend") auch der bittere Geschmack. Durch die moderne Nahrungsmittelindustrie werden wir im Alltag kaum noch mit dieser Geschmacksnuance konfrontiert und verlieren dabei wesentliche gesundheitliche Vorteile. Aber was genau sind Bitterstoffe, woher stammen sie? Welchen gesundheitlichen Nutzen haben sie für uns Menschen? Auf den folgenden Seiten erfahren Sie alles Wichtige rund um das Thema Bitterstoffe.

WOHER STAMMEN BITTERSTOFFE?

Bittere Substanzen können heutzutage synthetisch hergestellt werden, sie kommen aber auch zahlreich in der Natur vor. Sie begegnen uns in Drüsensekreten von Mensch und Tier; auch einige Mineralstoffe und Spurenelemente wie Calcium

Löwenzahn enthält reichlich Bitterstoffe, darunter Sesquiterpenlacton.

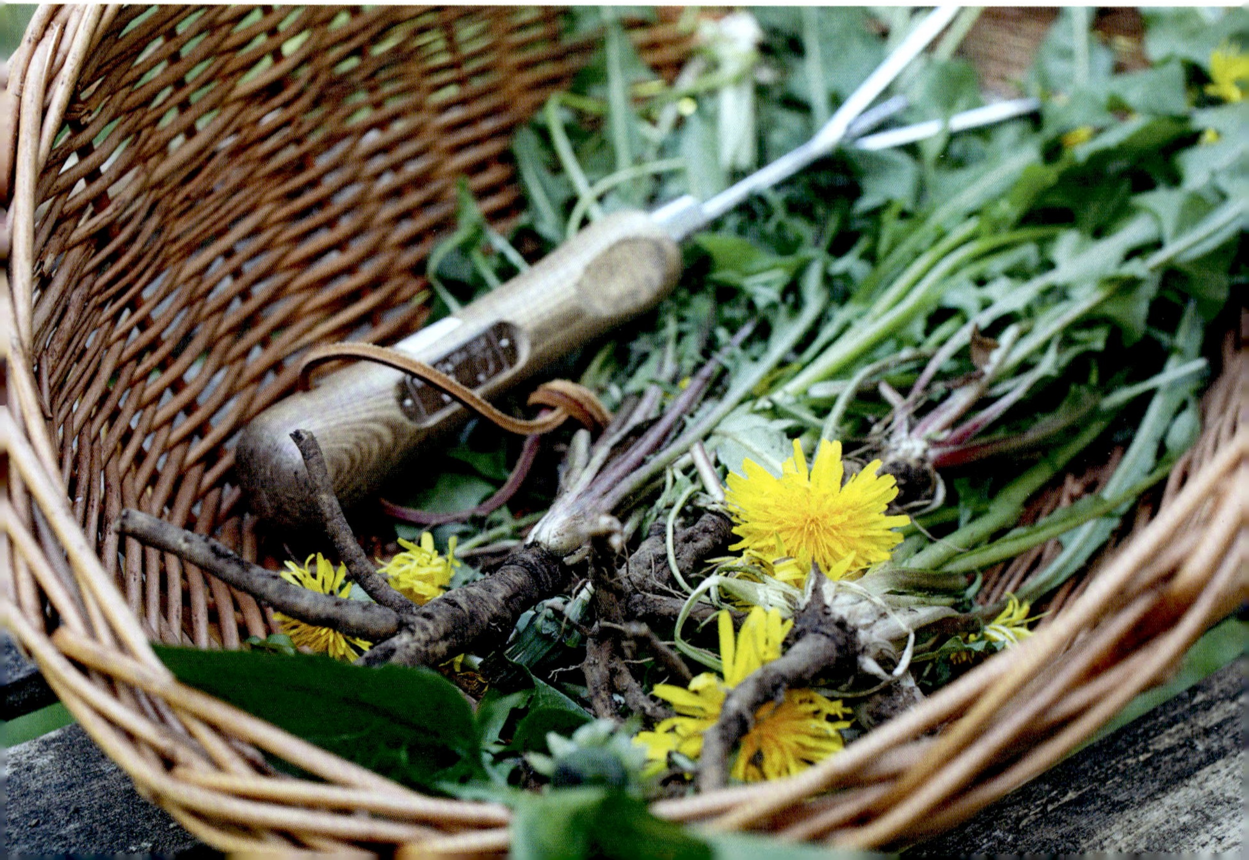

oder Sulfat haben eine bittere Note. Zum überwiegenden Teil begegnet man den bitteren Stoffen jedoch in Pflanzen. Für einige Pflanzen wie den Bitterklee, die Bittermandeln oder auch Bitterorangen waren sie sogar namensgebend. Bitterstoffe können in Harzen, Blüten, Früchten, Blättern, Stängeln oder Wurzeln enthalten sein. Manchmal entstehen sie jedoch erst bei der Verarbeitung oder auch durch Alterungs- und Zerfallprozesse. Seit Millionen von Jahren erfüllen sie für die Pflanzenwelt eine grundlegende Funktion, denn sie schützen die Pflanzen durch ihren Geschmack vor natürlichen Feinden wie etwa einer Besiedelung mit Bakterien oder Pilzen, aber auch vor Fraßfeinden wie Insekten, Schnecken und Nagetieren.

WAS SIND PFLANZLICHE BITTERSTOFFE?

Bitterstoffe sind keine Nährstoffe und werden den sekundären Pflanzenstoffen zugeordnet. Dabei ist der bittere Geschmack, welcher unterschiedlich stark sein kann, die einzige Gemeinsamkeit der unterschiedlichen chemischen Strukturen. Deshalb haben Bittermittel ein sehr vielfältiges Wirkspektrum.
Als pflanzliche Bitterstoffe werden alle Substanzen zusammengefasst, die bitter schmecken.

WIE WERDEN BITTERSTOFFE EINGETEILT?

Bitterstoff-Heilpflanzen werden heute aufgrund ihrer Inhaltsstoffe beziehungsweise der biochemischen Strukturen oder ihrer sensorischen Qualitäten in verschiedene Gruppen – sogenannte Amara – eingeteilt.

BIOCHEMISCHE STRUKTUREN

Da es sich um unterschiedliche Substanzgruppen handelt, gibt es demnach keine einheitliche chemische Struktur, an der man den bitteren Geschmack ablesen oder gar vorhersagen könnte. In diesen Stoffgruppen kann sich der bittere Geschmack verstecken:
Alkaloide. Das Schöllkraut ist ein populärer Vertreter, welcher bittere Alkaloide (genauer Benzylisochinolon-Derivate) enthält. Hinweis: Während in früheren Zeiten die innere Anwendung von Schöllkraut üblich war, sind die Empfehlungen heute wegen lebertoxischer Nebenwirkungen sehr zurückhaltend.
Flavonoide wie Naringin. Es ist in verschiedenen Obstarten enthalten und gibt Grapefruits, Pomelos und bitteren Orangen ihren typischen Geschmack.
Kaffeesäurederivate. Dazu zählt das bittere Cynarin in Artischockenblättern.
Iridoide. Sie werden unterteilt in Iridoidglykoside und Secoiridoidglykoside. Pflanzenbeispiele mit Iridoidglykosiden sind Bitterklee (Loganin), Herzgespann, Spitzwegerich (Aucubin oder Loganin); bittere Secoiridoidglykoside (Gentiopikrosid) sind in der Enzianwurzel oder den Blättern des Tausendgüldenkrauts enthalten.
Phloroglucinderivate. Beispielsweise Humulon, welches im Harz von reifen Hopfenzapfen vorkommt.
Sesquiterpenlacton-Bitterstoffe. Sie finden sich im Wermut (Absinthin), Benediktenkraut (Cnicin), Löwenzahn (Taraxa-

cin), Intybin / Lactucopikrin in Wegwarte, Endivie und Chicorée.

Diterpene. Sie sind Bestandteil ätherischer Öle; Vorkommen in Lippenblütengewächsen wie das Marrubiin im Andorn.

Amara – Bittere Untergruppen

Wenn Pflanzenkundler von bitteren Pflanzen sprechen, verwenden sie oft die Bezeichnung Amara – eine Bezeichnung aus dem Lateinischen für „bitter". Für die Therapie mit Bitterstoffen hat sich nachfolgende Einteilung bewährt, die die sensorischen Qualitäten mitberücksichtigt. Hinweis: Einige unten genannte Pflanzenbeispiele finden Sie bei anderen Autoren auch in anderen Untergruppen gelistet. Wie immer in der Natur sind die Übergänge teils fließend und die Betrachtung auch unterschiedlich.

Amara pura / Amara tonica

Diese Bitterpflanzen haben eine besonders hohe Konzentration von Bitterstoffen beziehungsweise enthalten sogar vorwiegend Bitterstoffe. Artischockenblätter, Bittere Schleifenblume, Bitterklee, Enzian, Löwenzahn, Tausendgüldenkraut oder die Wegwarte gehören zu dieser Gruppe. Diese Bitterpflanzen werden in der Heilkunde oft bei Problemen im Verdauungstrakt verwendet, denn sie erhöhen durch Anregen aktiver Bewegungen die Verträglichkeit von schwer verdaulichem Essen. Wegen des Fehlens von Gerbstoffen fällt die zusammenziehende (adstringierende) und magenreizende Wirkung weitgehend weg und die stärkende, also die tonische Wirkung tritt in den Vordergrund. Rekonvaleszenz, Schwächezustände und Blutarmut (Anämie) gehören zu den Indikationen. Zudem sind diese Pflanzen leber- und gallewirksam.

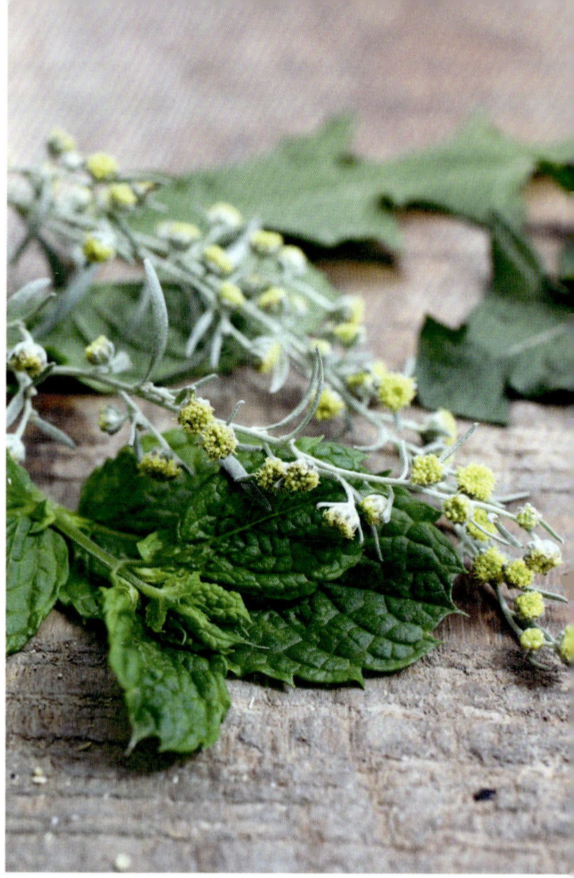

Bitterstoff-Trio: Pfefferminze, Wermut und Löwenzahn

Amara aromatica

Diese Pflanzengruppe enthält neben Bitterstoffen noch ätherische Öle. Diese erwärmen den Körper und erweitern das Wirkspektrum der Amara pura durch krampflösende, entzündungshemmende oder antimikrobielle Effekte. Amara aromatica stellen einen wesentlichen Teil der appetit- und verdauungsanregenden Mittel, auch „Magenmittel" (Stomachika). Benediktenkraut, Beifußkraut, Engelwurz, Hopfenzapfen, Kalmuswurzel, Pomeranzenschalen, Rosmarin, Salbei, Schafgarbe und Wermutkraut zählen zu dieser Gruppe.

Amara acria

Typisch für diese Gruppe sind neben Bitterstoffen noch scharfe Inhaltsstoffe. Einige scharfe Gewürzpflanzen wie das Ingwerrhizom oder die Galgantwurzel gehören zu dieser Gruppe. Die Kombination von scharf und bitter bewirkt im Verdauungstrakt reflektorisch die Sekretion von Verdauungssäften (vor allem von Speichel- und Magensaft). Zusätzlich bewirken bestimmte Scharfstoffe wie beispielsweise die Gingerole von Ingwer, dass vermehrt Darmbewegungen entstehen und sich die Darmmuskulatur stärkt.

Zu guter Letzt findet man noch weitere, weniger bedeutende Gruppen:
Amara adstringentia, deren Gerbstoffe mit ihren zusammenziehenden, wundheilenden Eigenschaften hier tonangebend sind (zum Beispiel Chinarinde).
Amara mucilaginosa mit Schleimstoffen, wie sie beispielsweise in Spitzwegerich oder Isländisch Moos vorkommen. Diese binden Magensäure und schleimhautreizende Zersetzungsprodukte.

VERSCHIEDENE GESCHMACKSRICHTUNGEN

Das, was man gemeinhin als Geschmack bezeichnet, ist eigentlich ein Zusammenspiel von Geschmacks- und Geruchssinn. Zweifelsfrei ist gesichert, dass für Geschmacksempfindungen der Geruchssinn unerlässlich ist – mit verstopfter Nase haben wir bekanntlich deutlich weniger Geschmack. Für das Erkennen der Hauptgeschmacksrichtungen sind Geschmacksknospen (Papillen: kleine Erhebungen auf unserer Zunge) verantwortlich. Mehrere Nervenfasern versorgen die einzelnen Geschmacksknospen und verbinden sie untereinander. Wir können auf der Zunge fünf grundlegende Geschmacksrichtungen unterscheiden: süß, sauer, salzig, umami und bitter. Darüber hinaus verdichten sich die Hinweise, dass wir auch Fett als Geschmacksrichtung wahrnehmen können, und auch weitere Geschmacksqualitäten wie alkalisch, metallisch und wasserartig werden diskutiert.
Die Geschmacksrichtungen werden an unterschiedlichen Regionen der Zunge wahrgenommen. An der Zungenspitze befindet sich das Areal für süße Geschmackempfindungen, an den beiden Seitenrändern jenes für sauer. Salzig nehmen wir an der Zungenspitze sowie an den Zungenseitenrändern wahr, umami verteilt auf der ganzen Zunge. Im hinteren Bereich der Zunge, also am Zungengrund, liegt ein Areal, wo wir den bitteren Geschmack wahrnehmen. Dieser ist evolutionsbedingt besonders wichtig und gut ausgeprägt; der menschliche Körper ist allein auf der Zunge mit etwa 25 Bitterrezeptor-Genen ausgestattet (weitere befinden sich im ganzen Körper verteilt) – während es nur einen Geschmacksrezeptor für süß gibt. Diese Bittergeschmacksknospen erneuern sich alle paar Tage. Aus Sicht der Evolution ist das Erkennen von „bitter“ besonders wichtig, da Bitteres auch giftig sein kann. Die Geschmackrichtung „süß“ beschert uns dagegen mit kalorienreicher Nahrung und damit mit Energie. Eiweißreiche Speisen wie Fisch und Fleisch bedienen die Geschmacksrichtung „umami“, die für wohlschmeckend oder Herzhaftes steht. Salzige Speisen liefern wichtige Mineralien und

Spurenelemente, und der Geschmack „sauer" warnt eher vor unreifen Früchten. So können wir schon vor dem Schlucken entscheiden, ob uns die Nahrung möglicherweise nicht zuträglich ist.

DER INDIVIDUELLE CHARAKTER DES BITTEREMPFINDENS

Das Bitterempfinden ist individuell verschieden und wird von der Verteilung verschiedener Rezeptor-Gen-Varianten und unseren Chromosomen mitbestimmt. Cynarin, der Bitterstoff der Artischocke, wird beispielsweise von verschiedenen Menschen auch unterschiedlich bitter wahrgenommen. Dagegen wird der Bitterstoff des Wermuts, das Absinthin, immer als bitter empfunden. Frauen reagieren im Allgemeinen empfindlicher auf Bitterstoffe als Männer. Während der Schwangerschaft kann sich die Reaktion auf Geschmacksnuancen nochmals deutlich verändern. Zudem gibt es eine altersabhängige Entwicklung: Babys und Kleinkinder essen bittere Lebensmittel instinktiv nicht gern. Während Erwachsene etwa 2000 Geschmacksknospen besitzen, sind es bei Kindern wesentlich mehr. Das erklärt auch, warum (Klein-)Kinder so gut wie keine bitteren Lebensmittel mögen. Die Natur schützt sie so davor, Giftiges zu verzehren. Kinder und Jugendliche mit untrainierten Geschmacksnerven reagieren auf „bitter" oft mit einem Abwehrreflex, dem gustofazialen Reflex. Mit dem Alter und der Gewöhnung steigt die Toleranz für Bitteres. Ein Übermaß an Bitterstoffen löst jedoch als Schutzmechanismus bei allen Menschen einen Würgereiz aus.

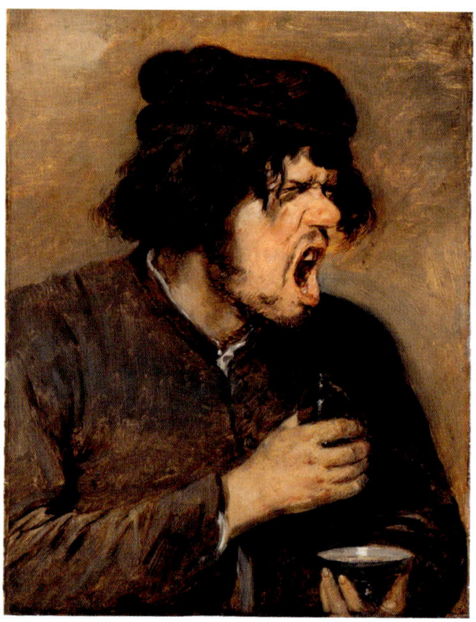

Adriaen Brouwer: Der bittere Trank, um 1636–1638

Alarmsignal bitter nutzen

Künstliche Bitterstoffe werden für zahlreiche Flüssigkeiten wie etwa Shampoo genutzt, damit Kinder diese nicht verschlucken. Außerdem werden sie in Lacken verwendet, die das Fingernägelkauen verhindern sollen.

Die Akzeptanz für den bitteren Geschmack trainieren und erlernen wir also mit dem Älterwerden: Unser Körper lernt, dass bitter nicht unbedingt mit giftigen Lebensmitteln in Verbindung steht.
Zudem gibt es kulturelle Einflüsse, die das Geschmacksempfinden beeinflussen. In den westlichen Industrienationen wird

immer häufiger süß und salzig bevorzugt, während sauer und bitter langsam verschwinden. Auch die Speichelzusammensetzung, Rauchen, häufiger Alkoholkonsum, Medikamenteneinnahme oder Grunderkrankungen können die Reaktion des Körpers auf Bitterstoffe verändern. Zur objektiven Beurteilung dient daher der Bitterwert.

Über die Geschmacks- und Bitterwahrnehmung entscheiden Gene – also unsere Erbanlagen –, Hormone, Lebensstil, Medikamente, Erkrankungen, aber auch kulturelle und individuelle Erfahrungen.

WAS BEDEUTET DER BITTERWERT?

Die Bitterkeit ist eine nicht eindeutig messbare Qualität. Zur Abstufung der mengenmäßigen Beschreibung braucht es jedoch einen Zahlenwert, den sogenannten Bitterwert. Dieser wird mit einer Geschmacksprüfung durch Prüfpersonen anhand einer Skala ermittelt. Er hat nur bedingt mit dem Wirkstoffgehalt zu tun; noch mehr bezeichnet er die geschmacklich-sensorische Bitterkeit eines Stoffes. Grundlage zur Bestimmung der Bitterkeit einer Substanz ist ein standardisiertes Verfahren, welches im Europäischen Arzneibuch beschrieben ist. Als Vergleichswert wird eine wässrige Lösung aus Chininhydrochlorid (Inhaltsstoff der Rinde des Chinabaums) herangezogen, dessen Bitterwert mit 200.000 festgelegt ist. Was bedeutet das? Versetzt man 1 g Chininhydrochlorid mit 200.000 g Wasser (was je nach Temperatur 200 l entspricht), so schmeckt dieses den meisten Menschen gerade noch bitter. Die individuellen Geschmacksunterschiede bei der sensorischen Prüfung der Bitterkeit werden bei diesem Verfahren durch einen Korrekturfaktor ausgeglichen. Nach diesem Verfahren gilt der Gelbe Enzian als eine der bittersten bekannten Pflanzen. Sein Bitterstoff Amarogentin kommt gerade einmal in einer Konzentration von 0,02–0,04 % vor und wird mit einem Bitterwert von 58.000 angegeben. 1 g dieses Enzian-Reinstoffs mit 58.000 l Wasser verdünnt wird also gerade noch als bitter wahrgenommen. Vereinfacht ausgedrückt bedeutet dies: Je höher der Bitterwert, desto bitterer der Geschmack. Stark bittere Heilpflanzen sind demnach Enzian oder Wermut, einen mittleren Bittergehalt haben Schafgarbe oder Andorn, und zu den schwachen Bitterkräutern gehören Wegwarte und Löwenzahn. Nicht für alle Heilpflanzen gibt es Bitterwerte.

Bitterwerte häufig gemessener Pflanzen

Heilpflanzen	Bitterwert
Enzianwurzel	10.000–30.000
Wermutkraut	10.000–25.000
Artischockenblätter	5000–15.000
Fieberkleeblätter	mind. 3000/4000–10.000
Tausendgüldenkraut	mind. 2000–10.000
Andornkraut	mind. 3000
Schafgarbenkraut	200–2500, max. 5000
Benediktenkraut	mind. 800/1000–2500
Löwenzahnwurzel mit Kraut	>100
Pomeranzenschale	600–2500

GESCHICHTLICHER RÜCKBLICK

Historisch betrachtet wurden Pflanzen mit bitteren Anteilen schon seit den ersten Aufzeichnungen für Arzneizwecke verwendet. Bereits in den ältesten Medizinlehren wie etwa der Traditionellen Chinesischen Medizin (TCM) oder auch im Ayurveda sind bitter schmeckende Heilkräuter bekannt. Nach ayurvedischer Auffassung reduzieren sie Fett (Meda), reinigen das Blut (Rakta) und tonisieren das Muskelgewebe (Mamsa). In der Traditionellen Chinesischen Medizin hat Bitter einen Organbezug zum Herzen, dem Element Feuer und ist Gegenspieler des Süßen. Es wirkt absenkend, trocknend, klärend und entwässernd. Dadurch fördern bittere Kräuter die Verdauung, beseitigen die Feuchtigkeit und begünstigen die Wasserausscheidung. Auch Hippokrates von Kos, bedeutendster Arzt der Antike, machte sich die Heilkraft des Bitteren zunutze. Ein wesentlicher Teil seiner Arzneimittel bestand aus Bittermitteln. Der Leibarzt von Kaiser Augustus – Antonius Musa – empfahl, für eine gute Verdauung täglich ein Schälchen bittere Kräuter zu essen. Hildegard von Bingen (1098–1179) erkor beispielsweise den bitteren Wermut zum „Meister gegen alle Erschöpfungen", in der Klostermedizin sind bittere Pflanzen wie Andorn oder Salbei Zutat für viele innere Leiden und fast schon Allheilmittel. Paracelsus (1493–1541) mischte sein „Elixier für ein langes Leben" aus Bitterwurzeln, die mit Aloe, Myrrhe und Safran kombiniert waren. Alle Autoren der Renaissance wie Otto Brunfels, Adam Lonitzer, Leonhart Fuchs und Tabernaemontanus listeten exotische und heimische Bitterkräuter gegen verschiedene Leiden. Sie hoben besonders die verdauungsfördernde, aber auch fiebersenkende Wirkung der Bitterkräuter hervor. Noch heute wird Bitterklee vielfach als Fieberklee bezeichnet. Die ersten Apotheken, wie wir sie heute kennen, entstanden gegen Ende des 13. Jahrhunderts in den aufstrebenden Städten Deutschlands. Fast alle führten sie spezielle Tinkturen, deren Wirkung vor allem auf den darin enthaltenen Bitterstoffen beruhte. Man nannte sie beispielsweise „Elixir ad longam vitam" (Elixier für ein langes Leben) oder auch „Tinctura sacra" (Heilige Tinktur).

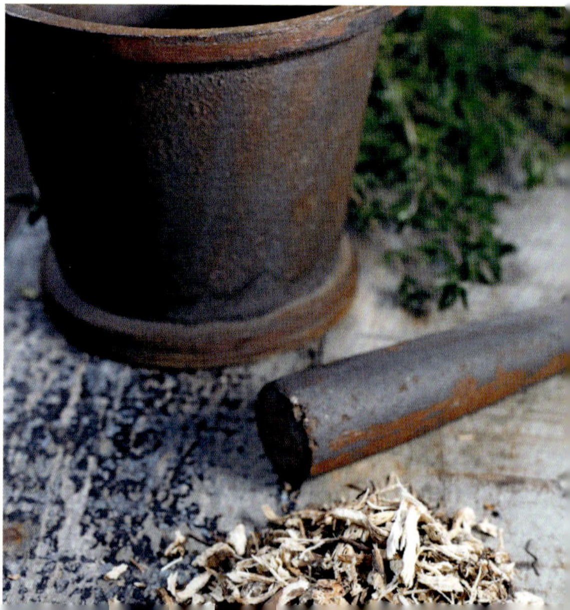

Bittere Kräuter und Wurzeln werden seit Jahrtausenden genutzt.

GESCHICHTE ZWEIER UNIVERSELLER HEILMITTEL

THERIAK

Theriak, von griech. *theriakon* = Gegengift, ist ein in der Antike entwickeltes Universalheilmittel. Ursprünglich wurde der Theriak als Antidot (Gegengift) gegen tierische Gifte, insbesondere Schlangengifte, entwickelt. Die berühmte und fast alleskönnende Arznei taucht schon im 1. und 2. nachchristlichen Jahrhundert in den medizinischen Schriften des Dioskurides und des Galen auf. Ursprünglich enthielt Theriak um die 50 Zutaten, bis einige Rezepte im späten Mittelalter bis zu 600 verschiedene Substanzen listeten. Neben zahlreichen aromatischen und bitteren Kräutern waren auch schwer aufzutreibende oder gefährliche Ingredienzien darin, darunter etwa Opium, Vipernfleisch und Mumia, das aus mumifizierten Leichen gewonnen wurde. Wein, Bärwurz, Angelika-, Alraun- und Baldrianwurzel, Meerzwiebel, Zitwerwurzel, Zimtkassie, Myrrhe und gereinigter Honig waren weitere beliebte Zutaten. Fahrende Händler, oft abwertend als „Alraunwieger“ oder „Quacksalber“ bezeichnet, verkauften den Theriak auf den Jahrmärkten. Schließlich gab es im 18. Jahrhundert von Seiten der aufgeklärten Ärzte heftige Angriffe gegen die Theriakhändler, worauf die Rezeptur um das Jahr 1800 stark vereinfacht wurde. Die modernen Theriak-Rezepte haben mit den althergebrachten Mischungen nicht mehr viel gemein.

Der in Venedig hergestellte Theriak Venezian galt früher lange Zeit als die beste Version des Allheilmittels. Hauptzutaten dieser Mischung sind: Engelwurz, Baldrian, Zimtrinde, Zitwerwurzel, Kardamom, Honig, Eisensulfat und Likörwein.

SCHWEDENBITTER (SCHWEDENKRÄUTER)

Wer die bittere Mischung erfunden hat, scheint bis heute nicht geklärt zu sein. Einige Quellen sehen Paracelsus, Arzt und Alchemist aus dem 16. Jahrhundert, andere schwedische Ärzte des 17. Jahrhunderts, darunter Dr. Urban Hjärne und Dr. Claus Samst, als die Entdecker der bitteren Kräutermischung. Je nach Anzahl der Kräuter wurde zwischen dem kleinen und

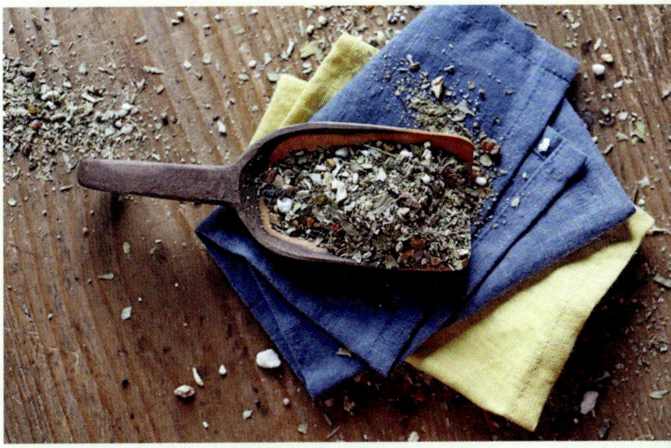

Getrocknete Schwedenkräuter-Mischung für den Ansatz mit Branntwein

großen Schwedenbitter unterschieden. Eine Renaissance erlebte der Schwedenbitter durch die österreichische Autorin Maria Treben (1907–1991), die überliefertes Wissen und eigene Kenntnisse in ihrem Buch „Gesundheit aus der Apotheke Gottes“ festhielt. Die guten schwedischen Tropfen haben sich bis heute in Omas Hausapotheke erhalten.
Einige Hersteller bieten mittlerweile Kräutermischungen zum Ansetzen an oder bereits gebrauchsfertige Mischungen. Die Rezepturen sind jedoch nicht immer gleich, da verschiedene Mischungen auch verschiedene Anwendungsgebiete haben und einige Apotheken und Hersteller sie nach dem heutigen pharmazeutischen Wissen verändern. Das Mittel ist vielfältig einsetzbar: bei Magenverstimmung, gegen Völlegefühl und Aufstoßen, Krämpfe, Verstopfung, als natürlicher Fatburner und perfekter Reisebegleiter.

Fertigpräparate: Schwedenkräutermischung (Klenk) zum Ansetzen mit Kornbranntwein, Schwedenkräuter Ansatzmischung mit Filter (Caleo), Bitterer Schwedentropfen Ansatzmischung (Ihrlich Kräuter GmbH), Schwedentrunk Elixier (Infirmarius), Original Schwedenbitter (Riviera), Jacobus-Schwedenkräuter Konzentrat, Schwedenbitter Arlberger Elixier (Bano)

BEWÄHRTES GING VERLOREN

Bis ins 20. Jahrhundert hinein verzehrten unsere Vorfahren täglich eine ansehnliche Portion bitterstoffhaltiger Salate, Gemüse und Wildpflanzen. Im Vergleich dazu bringt es der moderne Durchschnittskonsument auf eine klägliche Tagesration. Wie kam es dazu?
Bereits seit der Frühzeit von Ackerbau und Viehzucht greift der Mensch in die natürlichen Vorgänge mit „Zuchtverbesserungen“ ein. Rinder sollen viel Milch geben, Ferkel schnell wachsen, und die Pflanzen in der Umgebung wurden schon seit der Antike so optimiert, dass sie schmecken und wir uns davon schadlos ernähren können. Diese haben jedoch zum Schutz vor Fraßfeinden funktionierende Abwehrstrategien entwickelt, wie harte Rinden, Dornen, Stacheln oder eben Bitterstoffe.
Aber irgendwann wurden aus der herben Wildmöhre süß schmeckende und essbare Karotten. Auch Spinat, Gurken und einige Salate waren früher viel bitterer. Seit einigen Jahren sind zarte „Baby-Leaf-Salate“ der Renner in den Supermärkten. Sie entstanden aus herb-bitter und aromatisch schmeckenden Salatköpfen.
Der große Siegeszug des Süßen auf Kosten des Bitteren fand mit dem Ende des Zweiten Weltkriegs statt. Die industrielle Fertigung von Nahrungsmitteln nahm rapide zu. Das Zauberwort heißt bis heute „Hochleistungszucht“ beziehungsweise „Hochleistungssorten“. Damit sind Nutztiere und Pflanzen gemeint, die schnell wachsen und große Erträge bringen. Den Schutz der Pflanzen vor Schädlingen übernehmen Pestizide und Herbizide; die Schadstoffbelastungen gibt es beim Verzehr dann inklusive.

In den vergangenen Jahrzehnten bekamen unsere bitteren Geschmacksrezeptoren also immer weniger zu tun. Denn die Bitterstoffe wurden aus vielen Kulturpflanzen einfach „weggezüchtet“. Noch vor 20 Jahren schmeckte der innere Strunk von Chicorée stark bitter. Betroffen von den züchterischen Veränderungen sind aber auch Obst- und Gemüsearten, darunter traditionell herb-bittere Gemüse wie Artischocken, Radicchio oder Rucola, von dem ursprünglich wenige Blätter reichten, um eine ganze Salatportion bitter schmecken zu lassen. Der konventionelle Anbau verstärkt diesen Effekt, sodass mit den Bitterstoffen auch das Aroma, Vitamine und Spurenelemente verloren gehen. Möchten Sie diesem Trend entgegensteuern, so greifen Sie bei der Zubereitung der nachfolgenden Rezepte vorzugsweise zu biologisch angebauten Kulturpflanzen und zu Wildpflanzen. Diese müssen sich gegen Wind, Regen, Sonneneinstrahlung, Schädlingsbefall und hungrige Tiere noch behaupten und haben daher häufig eine dickere Rinde oder Dornen, aber auch mehr Bitterstoffe.

Salat wird am besten biologisch angebaut oder wild gesammelt, das verspricht den höchsten Anteil an Bitterstoffen.

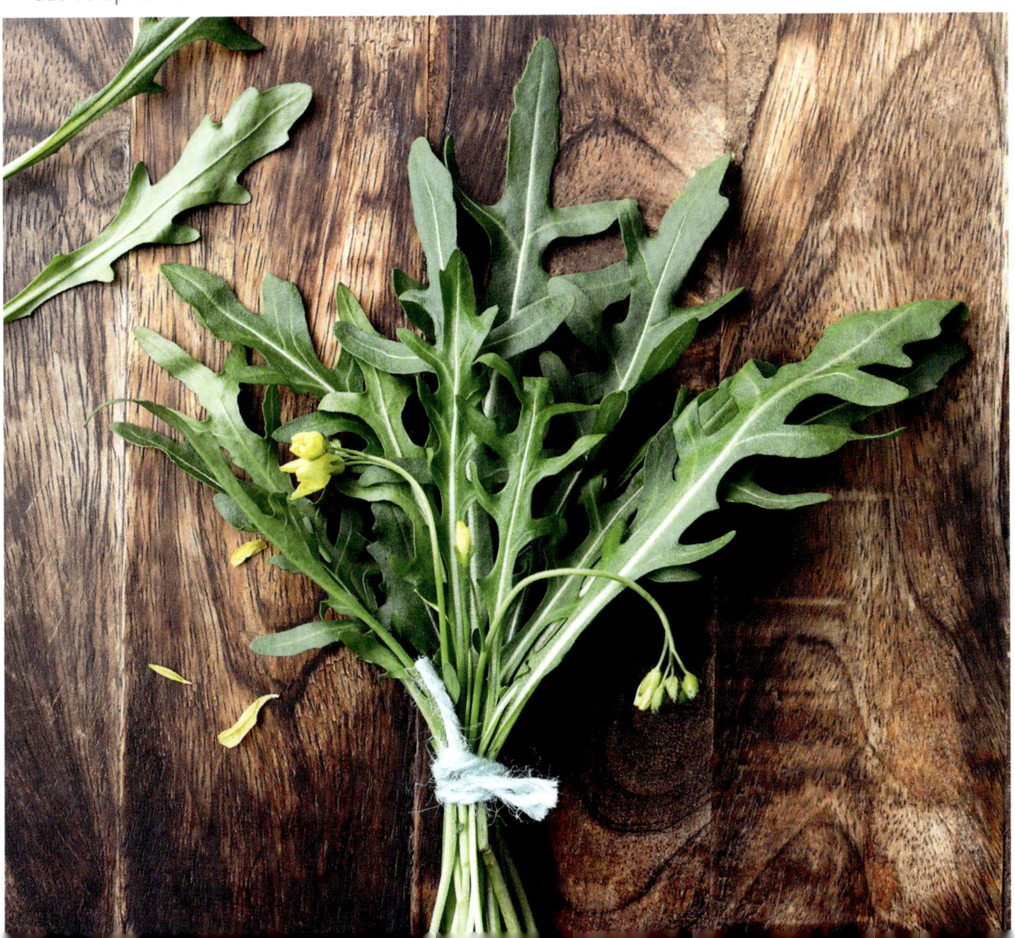

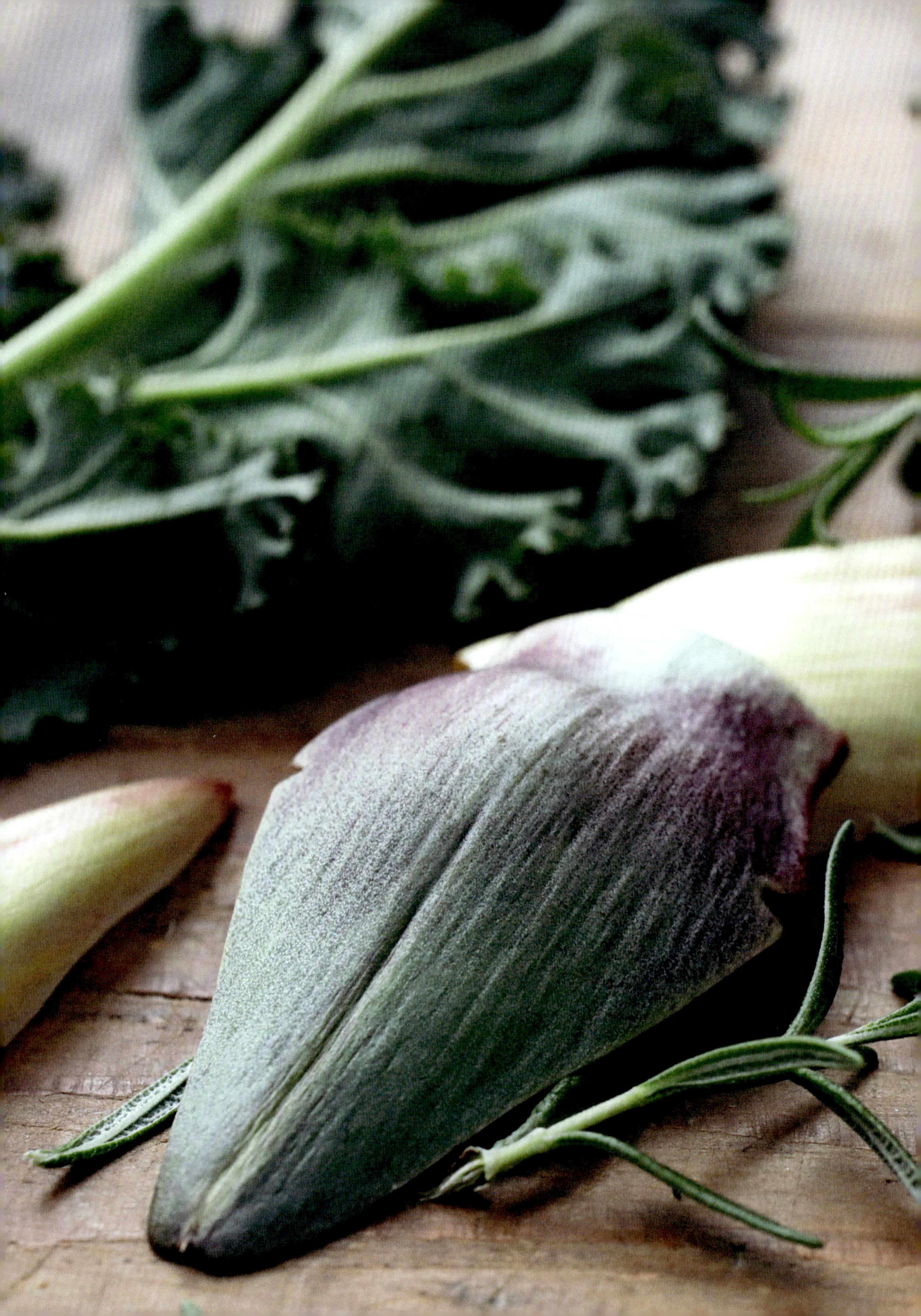

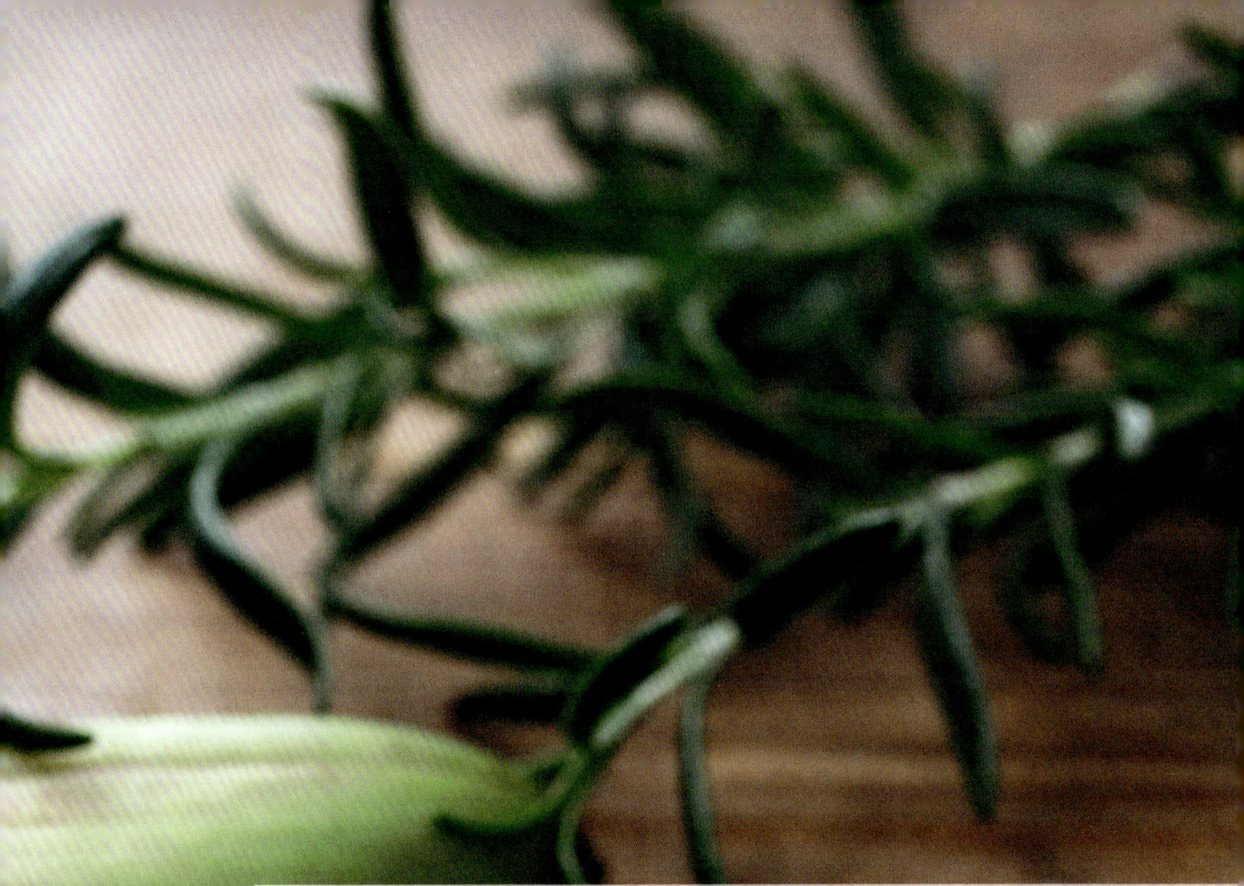

KURZPORTRÄTS VON BITTERPFLANZEN

Auf den folgenden Seiten finden Sie eine Auswahl bedeutender und bekannter Bitterstoffpflanzen mit Kurzbeschreibungen und Anwendungsbeispielen. Jedoch sind in der Naturheilkunde noch weitaus mehr Pflanzen mit bitteren Anteilen bekannt – ich konnte sie nicht alle aufnehmen. Vielleicht vermissen Sie die Kamille, die einen aromatisch, leicht bitteren Geschmack hat, auch die Pfefferminze hat Bitterstoffe, und in frühen Zeiten wurde das dem Schlafmohn verwandte Schöllkraut häufig bei krampfartigen Verdauungsbeschwerden verwendet. Für die Selbsttherapie empfehle ich wegen lebertoxischer Eigenschaften keine Schöllkrautanwendungen; hingegen sind Kamille und Pfefferminze Bestandteil einiger Rezeptvorschläge im Abschnitt „Beschwerden behandeln" (Seite 74).

Andorn, Weißer

Marrubium vulgare

Das schöne Lippenblütengewächs ist seit etwa 2000 Jahren Teil der europäischen Medizingeschichte und gehörte einst zu den wichtigsten Heilpflanzen; heutzutage ist es leider vielfach aus dem Arzneischrank verschwunden. Gegen Husten, Verdauungsbeschwerden und den Zauber von Hexen wurde es gebraucht. Schon im lateinischen Gattungsnamen *Marrubium* (abgeleitet vom hebräischen „*mar*" = bitter und „*rob*" = viel) wird auf den bitteren Geschmack der Pflanze hingewiesen. Eigentlich ist Andorn in den wärmeren Klimazonen vom Mittelmeer bis Zentralasien heimisch. Die natürlichen Vorkommen in Deutschland entstanden überwiegend durch Auswilderung aus mittelalterlichen Gärten und sind auf warme Regionen im Süden und Osten beschränkt. Mittlerweile steht Andorn auf der Roten Liste der gefährdeten Arten. Jedoch können Sie ihn an einem geeigneten Platz selbst im Garten ziehen. Andorn ist wärme- und lichtliebend, wildwachsend besiedelt er bevorzugt Wegränder, Wiesen, Weiden und Brachland. Andorn ist ein Basenanzeiger, wird zwischen 30 und 80 cm hoch und wächst bisweilen halbstrauchig. Kennzeichen sind die vierkantigen, weiß-filzig behaarten Stängel, die behaarten Blätter mit dem unregelmäßig gezähnten Blattrand und weiße Lippenblüten, die in kugelartig wirkenden Scheinquirlen angeordnet sind.

Verwendet wird der obere Teil des Andornkrauts, bestehend aus Blättern, Blüten und Stängeln. Es wird zwischen Juli und Anfang September gesammelt

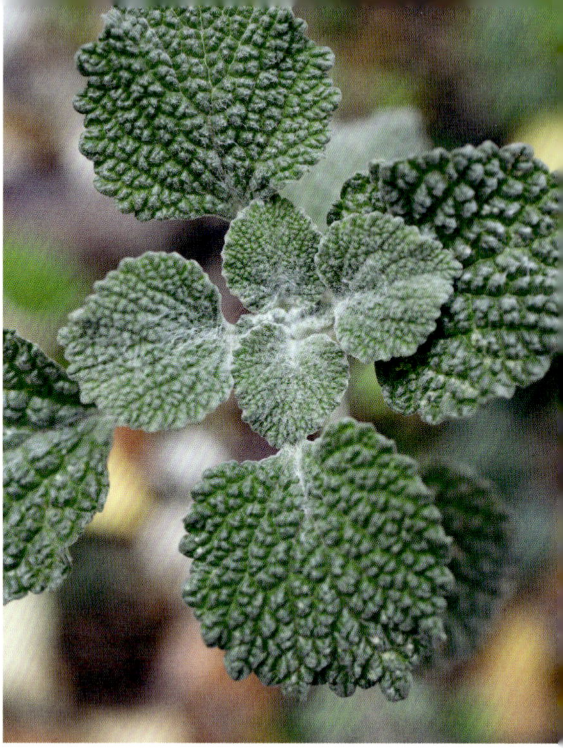

Andorn

und im Schatten getrocknet. Das Kraut wird den **Amara aromatica** zugeordnet, als traditionelles pflanzliches Arzneimittel eingestuft und ist als Tinktur oder Fluidextrakt in flüssigen Zubereitungen, Frischpflanzensaft oder getrocknet als Tee erhältlich. Kräuterkundige bereiten daraus auch einen Medizinalwein zu. Andornkraut enthält Diterpen-Bitterstoffe mit Marrubiin (Bitterwert 3000), Flavonoide, 5–7 % Lamiaceen-Gerbstoffe, Flavone und ätherische Öle.

Die Bitterstoffe fördern die Magensaftsekretion, die Lebersekretion und Galleausscheidung, weshalb Andorn traditionell bei Gelbsucht und Leberschwellung verwendet wird. Bei zeitweilig auftretender Appetitlosigkeit und zur Fettverdauung ist Andorn ebenfalls hilfreich. Andornkraut ist ein gutes Lungenmittel. Trockener Husten, Keuchhusten, Bronchitis, chronischer Altershusten und allgemeine körperliche Schwäche gehören seit jeher zu den Heilanwendungen. Andorn ist als Arzneipflanze gut verträglich, weshalb keine Nebenwirkungen oder Gegenanzeigen dokumentiert sind.

Tee

Gallefluss- und verdauungsfördernd

1 TL getrocknetes Kraut im Aufguss für 1 Tasse, 7 min zugedeckt ziehen lassen, dann abseihen, 2–3 Tassen täglich vor den Mahlzeiten trinken. Bei Verdauungsbeschwerden pur trinken, bei Erkrankungen der Atmungsorgane 1 TL Honig hinzufügen.

Frischpflanzenpresssaft

Stärkt die Verdauungsorgane

Erwachsene nehmen bis zu 3-mal täglich vor den Mahlzeiten 1–2 EL Presssaft unverdünnt oder gelöst in etwas Flüssigkeit ein.

Andornwein

Indikationen bei Hildegard von Bingen: Leberschwäche, Milzschwäche, Nierenschwäche

1 EL Andornkraut geschnitten, 1 l Wein, 2–3 gehäufte EL Honig. Alle Zutaten zusammen in einem Topf ca. 5 min köcheln lassen. Den Sud in sauberen Glasflaschen aufbewahren. Täglich davon 0,1–0,2 l trinken.

Fertigpräparate: Marrubin Andorn-Bronchialtropfen (Repha Pharma), Andorn Tropfen Fluid Extrakt (Kräutermax), Andorn naturreiner Heilpflanzensaft (Schoenenberger), Andornkraut weiß, geschnitten (Apotheke)

Artischocke

Cynara cardunculus

Ursprünglich fand die Artischocke ihren Weg von Äthiopien aus nach Sizilien und Spanien. Von dort begann die Ausbreitung in das Mittelmeergebiet. Artischocken gehören zur Pflanzenfamilie der Korbblütler und wurden bereits in der Antike von Griechen und Römern kultiviert. In der Heilkunde werden jedoch nicht die Blütenknospen und -böden (oftmals als Herz bezeichnet), sondern die Blätter der Artischocke verwendet, welche vorzugsweise vor dem Blütenaustrieb geentet werden.

Die Artischocke ist eine mehrjährige, distelartige Kulturpflanze mit sehr großen, graugrünen und bestachelten Blättern. Zunächst bildet sie nur eine Blattrosette von etwa 1 m Durchmesser. Später bildet sie bis zu 2 m hohe Stängel und je nach Zuchtsorte faustgroße, blauviolette Blütenköpfe. Die Pflanzen stehen am liebsten auf trockenen Böden, die durchlässig, humus- und nährstoffreich sind. An geschützten, vollsonnigen Standorten im Garten ohne Staunässe lassen sich Artischocken auch im Garten ziehen.

Die heilenden Eigenschaften der Artischockenblätter sind durch den hohen Gehalt an Bitterstoffen und Polyphenolen begründet: Mit bis 6 % Bitterstoffen (Chlorogensäure, Cynarin, Cynaropikrin) mit einem Bitterwert von 10.000–11.500 werden sie der Gruppe der **Amara tonica** zugeordnet. Hinzu kommen Vitamine (B_1, B_6, C und E), Mineralstoffe und Spurenelemente (Magnesium, Kalium, Kalzium), sekundäre Pflanzenstoffe, Ballaststoffe, Antioxidantien wie Quercetin und weitere Flavonoide.

Artischockenanwendungen zählen zu den Choleretika, einer Gruppe von Arzneimitteln, welche die Leberzellen zu vermehrter Sekretion von Galle anregen. Zudem kann die Artischocke bei erhöhten Blutfettwerten (Cholesterin, Triglyceride) nützlich sein. Die Zubereitungen haben sich bewährt bei Funktionsstörungen von Leber und Galle, Völlegefühl und Verdauungsstörungen, trägem Stoffwechsel (kann die Gewichtsabnahme unterstützen), erhöhten Blutfettwerten, Arteriosklerose wie auch zur Entsäuerung und Entgiftung. Bei den zahlreichen Arznei- und Nahrungsergänzungsmitteln gibt es Qualitätsunterschiede. Arzneimittel aus getrockneten Artischockenblättern haben eine deutlich geringere Wirksamkeit (bis zu 40 %) als Frischpflanzenzubereitungen. Bei Allergien gegen Korbblütler und bei Verschluss der Gallenwege sollten Sie die Artischocke nicht anwenden, bei Gallensteinleiden vorher den Arzt befragen. Artischockenpräparate können die Wirkung gerinnungshemmender Medikamente (Beispiel Warfarin) verringern.

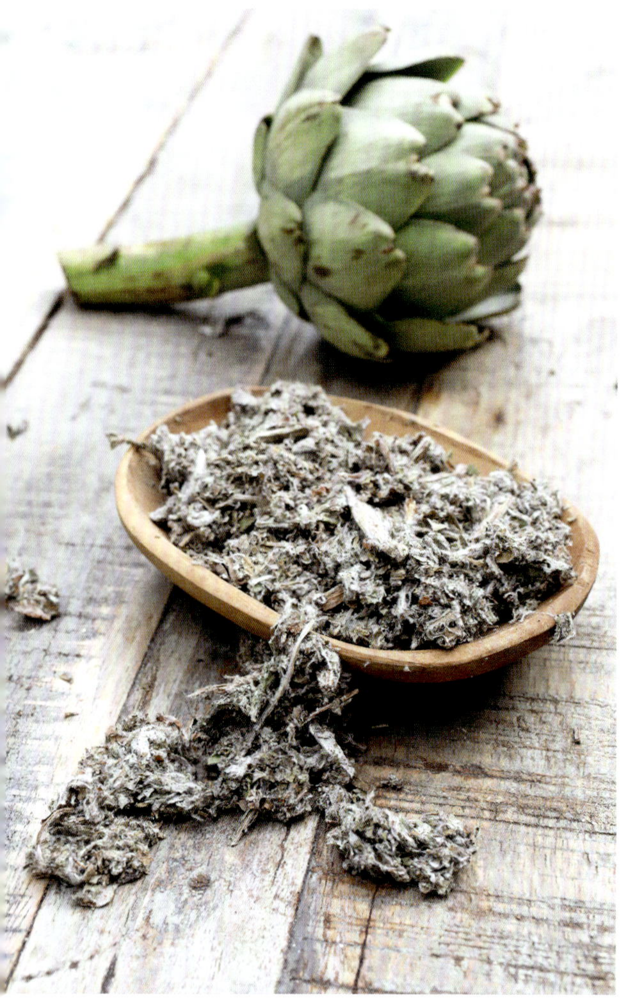

Frische Artischocke und getrocknetes Kraut

Tee

1 TL getrocknete Artischocken-Blätter mit 150 ml siedendem Wasser übergießen, 7–10 min abgedeckt ziehen lassen, danach abseihen. Zur Steigerung des Appetits ½ Stunde vor dem Essen, für eine gute Verdauung nach der Mahlzeit eine Tasse trinken.

Frischpflanzensaft

Er hat eine stärkere Wirkung als die Teezubereitung, da der Bitterstoff Cynarin nur teilweise wasserlöslich ist. Die Blätter lassen sich nur in einem leistungsstarken Entsafter selbst entsaften. Dosierung: 3-mal täglich 10 ml.

Küchentipp

Sensible Menschen oder Kinder können sich mit Gemüsezubereitungen an die Wirkung der Pflanze herantasten, die jedoch nicht die gleiche Wirksamkeit haben wie die Zubereitungen aus den Blättern. Im Mittelmeerraum sind eingelegte Artischocken beliebt (siehe Rezept Artischocken-Antipasti, Seite 110).

Fertigpräparate: Artischocken, naturreiner Heilpflanzensaft (Schoenenberger), Artischockenkraut geschnitten (Apotheke, Herbathek), Hepar SL (Klosterfrau), Nemacynar Dicksaft (Nestmann)

Beifuß

Artemisia vulgaris

Heute eher unbeachtet und reduziert auf die bloße Nutzung als würzende Beigabe zu fetten Speisen, war Beifuß in frühen Zeiten eine hoch geschätzte Heilpflanze. Angefangen von der Verwendung zu magischen Zwecken über eines der bedeutendsten Geburts- und Frauenheilkräuter spannte sich der Bogen bis hin zur heilsamen Verwendung für Leber, Galle und Darm.

Beifuß ist Teil einer botanischen Pflanzengattung, zu der noch Wermut, Eberraute, Estragon oder auch der Einjährige Beifuß gehören. Die Gattung *Artemisia* ist wiederum der Pflanzenfamilie der Korbblütengewächse zugehörig. Beifuß wächst zu einer stattlichen Pflanze von bis zu 2 m heran. Er ist in Europa weit verbreitet und bevorzugt Wegränder, Geröllplätze und wächst dort, wo karger oder auch belasteter Boden vorherrscht. Insgesamt kommt Beifuß recht unscheinbar daher. Aufrechte Stängel, die kantig, rötlich-braun und spärlich behaart sind, zugespitzte, gezähnte Blätter, die oberseits grün, unterseits graufilzig sind. Die Blüten sind klein und unscheinbar und zeigen sich von Juli bis Oktober. Sie stehen in endständigen, rispigen Blütenständen, ihr Farbton variiert von zunächst weißlich-grau, später sind sie gelblich und schließlich rotbraun.

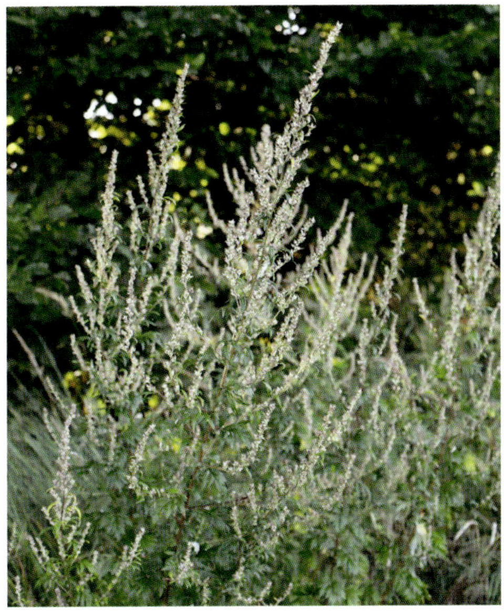

Beifuß

Neben Gerbstoffen (Tannin) und Bitterstoffen (Sesquiterpenlactone) enthält Beifuß ätherisches Öl mit Cineol, Kampfer und Thujon sowie Cumarine, Flavonoide, Carotinoide, Vitamine der B-Gruppe und Vitamin C. Beifuß gehört wegen der ätherischen Öle zur Gruppe der **Amara aromatica**.

Als Bitterstoffpflanze wird Beifuß für die Verdauung, insbesondere die Fettverdauung, bei Leber- und Galleproblemen und allgemeiner Schwäche und Erschöpfung (Tonikum) gebraucht. Beifußkraut harmonisiert die Verdauung und wird deshalb bei Durchfall und Verstopfung gleichermaßen verwendet, fördert die Sekretproduktion in Magen, Darm und Bauchspeicheldrüse und die Ausscheidung von Giftstoffen. Beifuß galt lange Zeit als die „Mutter aller Kräuter" und wird noch heute in der Volksheilkunde bei hormonellen Störungen der Frau, insbesondere bei Krämpfen, verwendet. Beifuß aktiviert, belebt und fördert die Durchblutung. Die Anwendungsformen reichen von Teezubereitungen, Tinkturen, Pulver, Bädern bis hin zu Küchenzubereitungen. Zur Verwendung in der Heilkunde sammeln Sie die oberen Spitzen blühender Pflanzen, die locker gebündelt getrocknet werden. Nach dem Trocknen Blüten und Blätter abrebeln und luftdicht verpackt aufbewahren. Im April und Mai sind Beifußblätter milder, weshalb Sie diese geschnitten zu Salaten beigeben können. Wegen einiger Inhaltsstoffe (insbesondere Thujon als Bestandteil des ätherischen Öls) sollte Beifuß nicht während der Schwangerschaft und zudem nicht bei hormonellen Tumorerkrankungen verwendet werden. Vorsicht gilt bei einer Korbblütlerallergie; generell sind längere Anwendungen oder hohe Gaben bedenklich.

Tee

½–1 TL getrocknetes Beifußkraut mit 1 Tasse heißem Wasser überbrühen, zugedeckt 7 min ziehen lassen und abgießen. 1–3-mal täglich 1 Tasse trinken.

Tinktur

10 g getrocknetes oder 20 g frisches, leicht angewelktes Beifußkraut mit 100 ml 40%igem Weinbrand in einem ausgekochten Schraubglas ansetzen, den Ansatz 2 Wochen stehen lassen, abseihen, in dunkle Tropfflaschen umfüllen, beschriften und mit Datum versehen, denn er sollte nach 12 Monaten aufgebraucht sein. Als Standarddosis gelten zwischen 10 und 20 Tropfen. Diese Medizin jedoch nicht mehr als 3-mal täglich anwenden.

Verwendung als Küchenkraut

Siehe hierzu bitte rechte Seite.

Fertigpräparate: Beifußkraut, geschnitten (Apotheke), Beifuß Tropfen (Hecht Pharma)

Benediktenkraut

Cnicus benedictus

Der heilige Benedikt von Nursia (von lat. *benedictus* = gesegnet, gepriesen) soll das Kraut einst als Allheilmittel empfohlen haben. Fortan fand sich das Benediktenkraut in zahlreichen Klostergärten des gleichnamigen Ordens. Heute wird das distelartige Korbblütengewächs auch Kardobenedikte oder Bitterdistel genannt und gerade wegen seiner Bitterstoffe geschätzt.

Die natürlichen Vorkommen sind auf Äcker und trockene Böden im Mittel-

meergebiet beschränkt. In Deutschland gibt es vereinzelte Bestände, die aus den heimischen Gärten ausgewildert sind. Sie können Benediktenkraut jedoch auch in die Gärten säen. Es liebt sonnige Standorte, trockene und sandige Böden, ist relativ anspruchslos und sollte nicht gedüngt werden. Die bis zu 50 cm hohe Pflanze wächst einjährig, hat vierkantige, rötliche und behaarte Stängel, die Blätter sind klebrig und spinnwebig behaart und tragen am Rand kleine Stacheln, wodurch sie sägezahnartig wirken. Die gelben Blütenköpfchen bestehen aus vielen gelben Röhrenblüten, sind im Durchmesser etwa 4 cm groß und werden von den stacheligen Hüllblättern scheinbar „beschützt".
Als Arzneimittel werden die getrockneten Stiele und Blätter sowie die Blütenstände, also das gesamte blühende Kraut, verwendet. Die Ernte der krautigen Triebspitzen sollte vorzugsweise kurz vor der Blüte erfolgen, denn dann ist der Bitterstoffgehalt am höchsten. Benediktenkraut zählt zu den zu milden aromatischen Bittermitteln (**Amara aromatica**) mit einem Bitterwert von etwa 800. Es enthält vor allem Bitterstoffe der Sesquiterpenreihe, darunter Cnicin und Salonitenolid sowie ätherisches Öl mit Fenchon und Citral. Der Gehalt an Kalium- und Magnesiumsalzen ist mit 10 bis 18 % relativ hoch, weshalb es auch bei Herz-Kreislauf-Erkrankungen gebraucht wird.
Bei Kontakt mit der Zunge reagieren die Geschmacksnerven auf die Bitterstoffe und regen die Speichel- sowie Magensäurebildung an. Weiterhin wird das Verdauungshormon Gastrin im Magen freigesetzt, welches ebenfalls die Magen-Darm-Tätigkeit anregt und Blähungen treibt. Deshalb wird Benediktenkraut bei Appetitlosigkeit, zur verbesserten Verdauungsfunktion (Stomachikum), bei Fettunverträglichkeit oder Neigung zu Gallensteinen verwendet und gilt auch als Lebenskraftspender, weshalb es in der Zeit der Rekonvaleszenz nach zehrenden Krankheiten geeignet ist. Schon seit Jahrhunderten wird Benediktenkraut in Kräuterschnäpsen und Likören verarbeitet, daraus bereitete Tees oder Tinkturen sind heute üblicher. Wenngleich Benediktenkraut in der Regel gut verträglich ist, können allergische Reaktionen und bei Überdosierung (ab etwa 6 g) Mundbrennen oder gar Brechreiz entstehen.

Tee

1 TL getrocknetes Benediktenkraut mit 1 Tasse heißem Wasser übergießen, 7 min ziehen lassen, abgießen. Bis zu 3 Tassen täglich vor den Mahlzeiten schluckweise trinken.

Tinktur

Die Tinktur wie im Kapitel Beifuß beschrieben zubereiten. 3-mal täglich 20 Tropfen vor dem Essen gelöst in etwas Wasser einnehmen.

Küchentipp

Von Dornen befreite Blätter können als bitteres Gemüse, die Blütenköpfe wie Artischocken zubereitet werden.

Fertigpräparate: Benediktenkraut, geschnitten (Apotheke), Benediktenkraut Tinktur (Sargusan oder Kasimir + Lieselotte), Carvomin Verdauungstropfen (Klinge)

Bittere Schleifenblume

Iberis amara

Die Bittere Schleifenblume, oft auch Bitterer Bauernsenf oder Bitterer Ackersenf genannt, ist eine Pflanze aus der Familie der Kreuzblütengewächse. Ihr botanischer Name verrät, dass die Pflanze auf der Iberischen Halbinsel heimisch ist. Sie kommt jedoch auch in Deutschland vor. Während sie früher als Ackerunkraut eine Rolle spielte, wächst sie heute nur noch vereinzelt vor allem auf Äckern und Weinbergen im Rhein-Main-Gebiet und ist in Deutschland vom Aussterben bedroht. Für den Anbau im Garten ist jedoch Saatgut erhältlich. Die lichtkeimenden Samen sollten Sie nur leicht in das Substrat drücken. Nach den letzten Frösten kann die Bittere Schleifenblume ins Freiland gepflanzt werden.

Die Pflanze bevorzugt trockenwarme, kalkhaltige und sandige Lehmböden. Sie wächst 1-jährig, selten 2-jährig, hat aufrechte, bis 40 cm hohe, kantige, flaumig behaarte Stängel. Die Blätter sind spatelförmig und stumpf gezähnt. Der Blütenstand ist doldentraubig mit süßlich duftenden weißen, selten blauvioletten Blüten. Sie sehen aus wie kleine Schleifen, deshalb der Name Schleifenblume. Die Frucht ist ein kleines Schötchen, das Samen beinhaltet, die einen besonders hohen Cucurbitacin-Gehalt haben. Sie werden in homöopathischen Dosen bei Herzschwäche verwendet.

Die Bittere Schleifenblume enthält neben scharf schmeckenden und schwefelhaltigen Senfölen (Glucosinolate) auch Bitterstoffe (Cucurbitacine) und Flavonoide (Kaempferol, Quercetin). Traditionell wird das ganze Kraut, also alle Pflanzenteile außer der Wurzel, genutzt zur Anregung der Magen- und Gallensaftsekretion wie auch bei Gastritis, Sodbrennen oder Reizdarm verwendet, denn sie hat krampflösende und entzündungshemmende Eigenschaften. Die Pflanze wird wegen geringer Giftigkeit für medizinische Zwecke nicht zur Selbstanwendung empfohlen, aber ihre Frischpflanzenextrakte sind Bestandteil einiger Fertigpräparate wie dem bekannten Iberogast. Bei korrekter Dosierung der Präparate sind keine Nebenwirkungen oder Gegenanzeigen bekannt.

Küchentipp

Blätter, Blüten und Triebspitzen können in gewürzartiger Dosierung zu Salaten oder Gemüsegerichten gegeben werden.

Bitterklee

Menyanthes trifoliata

Bitterklee ist eine Heilpflanze, die in den Kräuterbüchern des 17. Jahrhunderts häufiger gelistet ist. In frühen Zeiten behandelte man damit auch Fieber, daher der Beiname Fieberklee; mancherorts wurde er auch für die Bierherstellung genutzt. Heute wird Bitterklee nur noch selten in der Naturheilkunde verwendet, und

wenn, dann eher in Kombination mit anderen Bitterstoffen.
Bitterklee ist eine lichtliebende heimische Sumpfstaude, deren dreigeteilte Blätter an den Klee erinnern. Der natürliche Lebensraum sind Moore und Sümpfe, die Uferzonen von Teichen und Flachzonen stiller Gewässer. In frühen Zeiten wurde Bitterklee den Enziangewächsen zugeordnet, heute gehört er zur Familie der Fieberkleegewächse. Der Blütenstand ist zwischen 15 und 30 cm hoch, die Farbe der Kronblätter weiß bis zartrosa, die der Knospen rosa, die Blütenkrone ist trichterförmig, auffallend sind die fransigbärtigen Haare im Inneren. Die Samen sind schwimmfähig, was eine Wasserausbreitung begünstigt. In der Roten Liste ist Bitterklee als gefährdet eingetragen und deshalb streng geschützt. Fieberklee eignet sich zur Teichbepflanzung und kann bis zu einer Wassertiefe von etwa 20 cm im Frühjahr gesteckt werden. Er ist robust, braucht weder Pflege noch Düngung und breitet sich schnell aus.

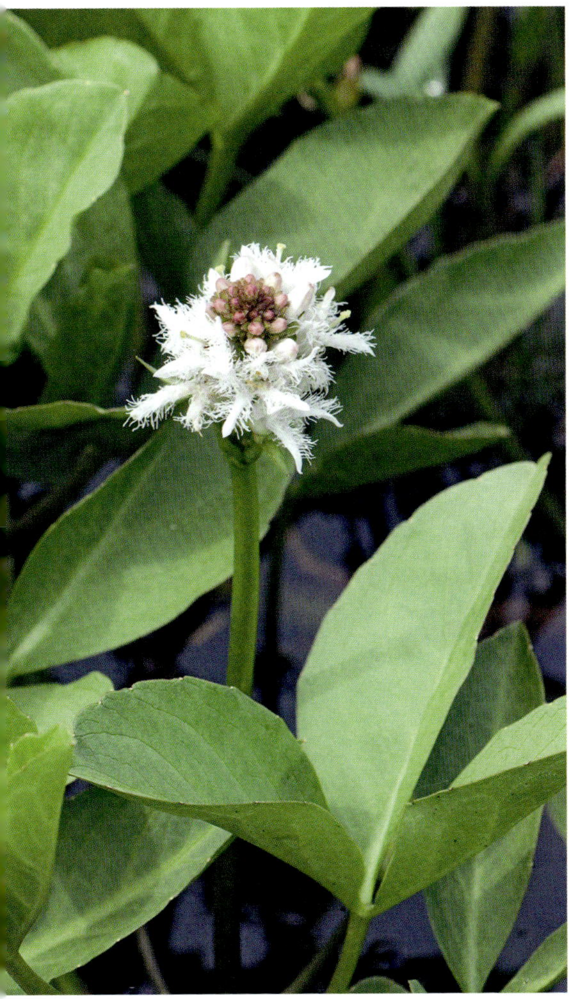

Bitterklee

In der Heilkunde werden nur getrocknete Bitterkleeblätter verwendet, welche vorzugsweise zur Blütezeit gesammelt werden. An Wirkstoffen wurden bislang Bitterstoffe vom Typ der Iridoide und der Secoiridoide mit einem Bitterwert zwischen 4000 und 10.000, ätherisches Öl, Gerbstoffe, Cumarine, Saponine und Flavonoide identifiziert. Bitterklee wird der Gruppe der **Amara tonica** zugeordnet. Er lockt die Verdauungssäfte, stimuliert den Appetit und unterstützt die Nahrungsumwandlung. Zudem regt er die Gallesekretion an und schützt die Leber, hat einige antimikrobielle Eigenschaften, wirkt immunmodulierend und vermutlich entzündungshemmend. Die fiebersenkende Wirkung ist in fast allen traditionellen Schriften beschrieben.
Bei einer Tagesdosis von 1,5–3 g getrockneten Blättern, als Tee zubereitet, sind keine Nebenwirkungen bekannt. Die Pflanze gilt als leicht giftig. Deshalb sollten Sie Bitterklee nicht überdosieren. In großen Mengen eingenommen können

Übelkeit und Erbrechen auftreten. Die Verträglichkeit ist von jahreszeitlichen Schwankungen der Inhaltsstoffe und vom einzelnen Menschen abhängig.

Tee

1 TL getrocknete Bitterkleeblätter mit 1 Tasse heißem Wasser übergießen, 10 min ziehen lassen, danach abgießen. Tagesdosis: 1–2 Tassen, je 1 Tasse 15–30 min vor den Mahlzeiten trinken.

Tinktur

Zubereitung siehe Beifußkraut, Seite 24. Kurzzeitig 1-mal täglich 20–40 Tropfen in ½ Glas Wasser einnehmen.

Praxistipp

Umschläge mit Bitterklee-Tee werden in der Erfahrungsheilkunde auch bei Hauterkrankungen verwendet. Dafür lässt man den Tee (1 gestrichener TL auf 250 ml Wasser) mehrere Minuten ziehen und anschließend abkühlen. Tränken Sie daraufhin ein Baumwolltuch im Sud und legen Sie es auf die betroffene Stelle. Dieser Vorgang sollte möglichst mehrere Male wiederholt werden.

Fertigpräparate: Gallexier Kräuterbitter Elixier (Mischpräparat von Salus)

Engelwurz

Angelica archangelica

Die Echte Engelwurz, oft auch Angelika genannt, wächst zu einer stattlichen Staude heran. Einst besiedelte sie nur den Norden Europas, heute trifft man sie auch in Mitteleuropa vor allem auf feuchten Wiesen, entlang von Flussufern und in Gebirgsschluchten an. Ihren ungewöhnlichen Namen erhielt die Engelwurz während der Pestzeiten, als einem Einsiedler der Erzengel Michael im Traum diese Pflanze als wirksames Mittel gegen die Pest zeigte.

Erkennungsmerkmale der Engelwurz sind ihre Wuchshöhe von bis zu 2,5 m, ihre zwei- bis dreifach gefiederten, bis zu 90 cm langen Blätter, kräftige runde, innen hohle, außen gerillte Stängel sowie weißgrünliche Blüten, die im Juli und August des zweiten Jahres zu kugelförmigen Dolden wachsen und stark würzig-aromatisch riechen. Die Samen sind deutlich gerippt, die Wurzelform reicht von länglich schmal bis fleischig dick und rübenartig. Das Doldenblütengewächs wurde schon mit dem hochgiftigen Wasserschierling, dem giftigen Riesen-Bärenklau oder der ungiftigen Wald-Engelwurz verwechselt. Im Garten bevorzugt die Engelwurz tiefgründige Böden und sonnige bis halbschattige Plätze. Einmal angesät, vermehrt sie sich durch Selbstaussaat.

Engelwurzpflanzen enthalten ätherisches Öl, Bitterstoffe (Lactone), Gerbstoffe, Harze, Pektin, Furanocumarine und Phenolcarbonsäuren. Für Heilzwecke wird die getrocknete Wurzel verwendet. Sie wird im Spätherbst des zweiten Vegetationsjahres gegraben, gesäubert, in der Regel der Länge nach gespalten und an einem luftig-zugigen Ort (Dachboden, Scheune) aufgehängt.

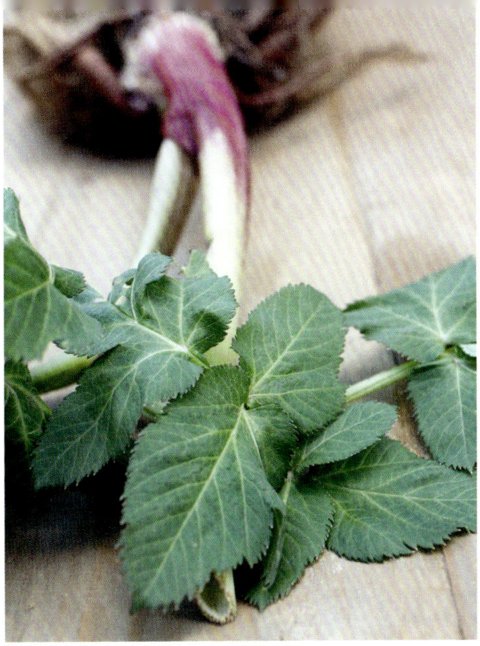

Engelwurz

Seit alters her gilt die Engelwurz als verdauungsanregendes und krampflösendes Mittel und wird der Gruppe der **Amara aromatica** zugeordnet. Die Zubereitungen regen die Produktion von Gallensäure, Magensaft- und Enzymen der Bauchspeicheldrüse an, dadurch sind sie appetitanregend und bringen die Verdauung auf Trab (Stomachikum). Ihre ätherischen Öle desinfizieren den Magen-Darm-Trakt und wirken krampflösend (Spasmolytikum) auf die glatte Muskulatur im Magen-Darm-Trakt. Angelikazubereitungen mildern Blähungen (Carminativum) und helfen bei aufgeblähtem Bauch, Völlegefühl, fördern die Galleproduktion und wirkten gegen Viren und Bakterien. Es gibt Berichte von guten Heilerfolgen bei Magenschleimhautentzündung (Gastritis); bedingt durch die ätherischen Öle wird die Engelwurz auch als auswurfförderndes Hustenmittel gebraucht.
Die Engelwurz wird als Teeaufguss oder Tinktur angewendet, manchmal in Form von Wein, Likör oder Schnaps. Beim Ernten von Engelwurz sollten Sie Handschuhe tragen, denn es können Kontaktekzeme entstehen. Während der Einnahme von Engelwurz-Präparaten auf ausgiebige Sonnenbäder verzichten (Photosensibilität).

Tee

1 TL kleingeschnittene Wurzel mit 1 Tasse Wasser kalt ansetzen, erhitzen und 2 min sieden lassen, weitere 2–5 min nachziehen lassen. Davon 2–3 Tassen täglich trinken.

Tinktur

1 Teil gesäuberte und zerkleinerte Wurzeln mit 5 Teilen hochprozentigem Alkohol (Doppelkorn) aufgießen. Den Ansatz 2 Wochen durchziehen lassen, danach durch einen Kaffeefilter gießen, in Braunglasflaschen umfüllen und beschriften. Von der Tinktur bis zu 3-mal täglich 20 Tropfen einnehmen.

Angelikawein

Bei Magen- und Verdauungsbeschwerden
60 g Angelikawurzel, fein geschnitten, mit 1 l Weißwein übergießen und 10 Tage durchziehen lassen. Täglich 1 Schnapsgläschen nach der Mahlzeit trinken, zur Appetitanregung das Gläschen etwa ½ Stunde vor dem Essen genießen.

Küchentipp

Alle Teile der Engelwurz sind essbar. In Nordeuropa werden bis heute Stängel und Wurzel als Gemüse zubereitet oder die Blätter roh in den Salat geschnitten. Die Wurzel lässt sich pulverisiert als Gewürz verwenden, kandiert ergibt sie eine dem Orangeat ähnliche Backzutat oder Nascherei. Für Heilzwecke ist dies wegen des hohen Zuckeranteils jedoch weniger geeignet.

Enzian, Gelber

Gentiana lutea

Unter den heimischen Pflanzen hat Enzian den höchsten Bitterwert. Seine Bedeutung als hochwirksames reines Bittermittel (**Amarum purum / tonicum)** hat sich der Enzian über Jahrhunderte bewahrt; in einigen Gegenden wird er deshalb „Bitterwurz(el)" genannt. Besonders populär war Enzian bei den mittelalterlichen Kräuterbuchautoren, welche ihn als eines der wichtigsten Heilmittel bei Verdauungsbeschwerden und Magenschwäche beschrieben. Bei den Kräuterhexen war er wesentlicher Bestandteil von Lebenselixieren, und auch Pfarrer Kneipp wusste: „Wer noch so ein kleines Gärtlein hat, der soll darin einen Enzianstock, einen Salbeistock und einen Wermutstock haben, dann hat er sogleich eine Apotheke in der Hand".

Wie der bekannte blau blühende Enzian gehört auch Gelber Enzian zu den Enziangewächsen. Alle Wildvorkommen sind besonders geschützt durch die Bundesartenschutzverordnung. Zur Herstellung von Arzneien (Tees, Dekokte, Tropfen, Tinkturen), Enzianbitter, Enzian-Schnaps und -Likör dürfen heute nur noch kulturmäßig angebaute Bestände genutzt werden. Wenngleich Gelber Enzian eine Gebirgspflanze ist, kann er unter Umständen auch im Garten angebaut werden. Die Erde darf jedoch nicht gedüngt werden.

Die seltene Gebirgsstaude ist in den Alpen und anderen Gebirgen Mittel- und Südeuropas verbreitet. Gelber Enzian bevorzugt kalkreiche Magerwiesen, wächst aber auch auf kristallinem Gestein (gneis- und granithaltige Böden) und bevorzugt Wiesen und Weiden bis in Höhenlagen von 2500 Metern. Die ausdauernde Pflanze hat gräulich grüne Blätter und bogig zur Laubblattspitze verlaufende Nerven. Durch ihren kräftigen Stängel erreicht sie eine stattliche Größe zwischen 50 und 150 cm. Enzian blüht erstmals zwischen 5 und 10 Jahren. Zwischen Juli und August öffnen sich die goldgelben Blüten, die in Quirlen angeordnete dichte Blütenstände bilden und an stielrunden Stängeln wachsen, welche innen hohl und in den oberen Teilen gerieft sind. Eine Enzianpflanze kann zwischen 40 und 60 Jahre alt werden. Um genug Nährstoffe zu speichern, entwickelt sie eine rübenartige, teils armdicke Hauptwurzel von bis zu 1 m Länge, die bei einer 60 Jahre alten Pflanze mehrere Kilogramm wiegen kann. Außen ist sie braun bis dunkelgrau, innen gelb. Die Wurzel älterer Pflanzen wird im Herbst oder zeitigem Frühjahr gegraben. Frisch riecht sie scharf, getrocknet würzig. Der stark bittere Geschmack entwickelt sich erst durch Trocknung.

Die medizinisch bedeutsamen Stoffe stecken vor allem in der Wurzel. Der Bitterwert einer Enzianwurzel muss mindestens 10.000 betragen und ist durch Amarogentin begründet, welches überwiegend in der Wurzelrinde vorkommt. Zwar kommt dieser Stoff nur in einer Konzentration von lediglich 0,025 bis 0,05 % vor, jedoch gehört die Substanz zu den bittersten Naturstoffen überhaupt. Ein Gramm dieses Naturstoffs lassen 58.000 l Wasser immer noch bitter schmecken. Hinzu kommen 2–3 % Secoiridoid-Bitterstoffe mit den Haupt-

komponenten Gentiopikrosid, Gentiolakton, Swertiamarin und Swerosid, gelbe Farbstoffe (Xanthone), Schleim, Pektin, Zuckerverbindungen wie Gentianose, welche etwas bitter schmecken, und zudem etwas ätherisches Öl.
Enzian-Zubereitungen haben mehrere positive Aspekte für die Gesundheit. Beliebt sind Tee, Magenbitter, Enzianwein oder Tinkturen. Sie fördern die Ausschüttung von Galle, Pankreassaft und die Säureproduktion im Magen – durch die intensivierte Durchblutung der Schleimhaut entwickelt sich ein Wärmegefühl im Magen, gleichzeitig werden die Bewegungen im Magen und Dünndarm angeregt, es kommt zur schnelleren Magenentleerung, wodurch sich Erschlaffungszustände und Magendrücken bessert; der Speisebrei wird besser verwertet, Appetitlosigkeit reduziert, Völlegefühl und Blähungen gemildert. Enzian stärkt ein schwaches Immunsystem (Senkung der Immunglobuline A durch Gentiopikrosid, wirkt demnach immunmodulierend) und hat sich auch als Aufbau- und Stärkungsmittel (Tonikum und Roborans) bewährt, weshalb insbesondere ältere Menschen von Enzianzubereitungen profitieren. Bei übersäuertem Magen und Geschwüren in Magen und Zwölffingerdarm sollten Sie Enzian jedoch nicht anwenden. Vereinzelt berichten Menschen von Kopfschmerzen nach Enzianeinnahme.

Tee

½–1 TL Enzianwurzel mit 1 Tasse kaltem Wasser ansetzen, 8 h ziehen lassen, dann abseihen. Alternativ: ½–1 TL Enzianwurzel mit 1 Tasse kaltem Wasser ansetzen, kurz aufkochen lassen, dann abgießen und schluckweise trinken.

Enzian-Tinktur

Die Tinktur wie auf Seite 24 beschrieben zubereiten. 20–40 Tropfen in einem Glas Wasser lösen und bis zu 3-mal täglich einnehmen.

Enzian-Wein

30–50 g Enzianwurzel mit 1,5 l trockenem Rotwein übergießen, 8–14 Tage durchziehen lassen. Magenschwache können bis zu einen ⅛ l täglich davon trinken, vor dem Schlucken einige Zeit im Mund behalten.

Fertigpräparate: Enzianwurzel-Tee (Apotheke, Bombastus), Enzian-Wurzelextrakt (Sunday Natural), Bittry Enzian-Tropfen (Salus), Enzian-Magentonikum – Mischpräparat (WALA)

Galgant

Alpina officinarum

Galgant ist ein milder Verwandter des Ingwers. In unseren Breiten erlangte er einst vor allem durch die Benediktinerin Hildegard von Bingen große Bekanntheit. Lange Zeit galt Galgant als exotische Kostbarkeit und fehlte in keinem mittelalterlichen Kräuter- und Kochbuch. Gegen Magenbeschwerden, bei Därmen, die zu Blähungen neigen, und auch bei mangelnder Liebeskraft holte man die Gal-

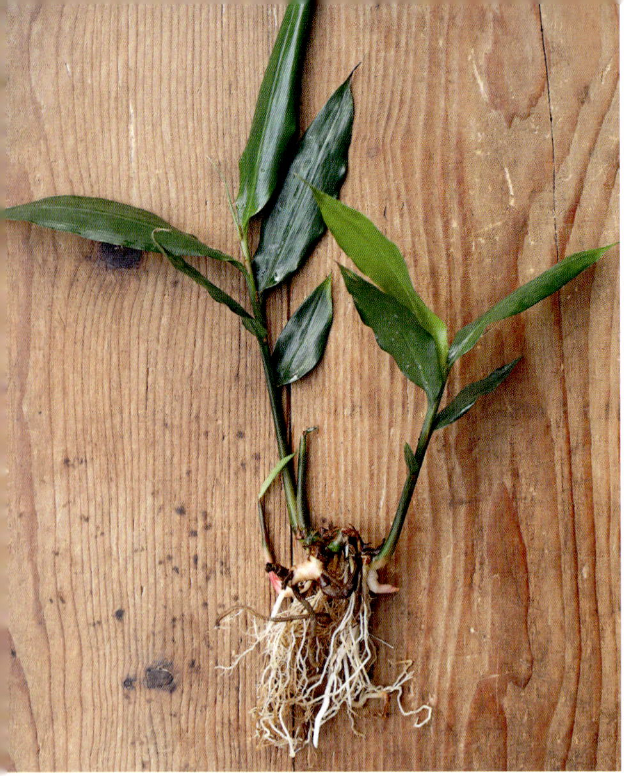

Galgant

gantwurzel aus dem Arzneischrank.
Die Anbaugebiete konzentrieren sich auf Südchina, Indonesien, Sri Lanka und Thailand. Oberirdisch wachsen bis zu 30 cm lange, schmal-lanzettliche Blätter. Die weißen, orchideenartigen Blüten haben drei kapuzenförmige Lappen. Von medizinischer Bedeutung sind jedoch die unterirdischen Teile: das bis zu 1 m lange Rhizom. Außen ist es rötlich braun mit dunklen Querringen, im Inneren ist es elfenbeinfarben. Galgantrhizome werden frühestens nach 4–5 Jahren, vorzugsweise im Herbst geerntet.
Das Galgantrhizom ist eine Mischung aus bitteren und scharfen Aromen zugleich und zählt daher zu den **Amara acria**.
Es enthält 1–2 % ätherisches Öl, scharf-bittere Harze (Galangol und Gingerole), Gerbstoffe, Vitamine, Mineralien und Flavonoide (Galangin, Kaempferolglyoside und Quercetin) und hat einen hohen Stärkeanteil.

In der Heilkunde hat Galgant ähnliche Anwendungsgebiete wie Ingwer. Er kann quälende Verdauungsbeschwerden wie Völlegefühl oder Blähungen lindern, bei Appetitlosigkeit wieder Lust auf das Essen machen. Als Tinktur eingenommen, entfaltet sich die entkrampfende Wirkung rasch, weshalb sich schwächere Gallenkoliken oder Beschwerden des Roemheld-Syndroms (Herzklopfen durch einen aufgeblähten Bauch) rasch bessern. Auch eine Gastritis, ausgelöst durch zu wenig Magensäure, kann durch Galgant eine Linderung erfahren. Zudem haben die Anwendungen brechreizlindernde, entzündungshemmende, antibakterielle, gefäßerweiternde und schmerzunterdrückende Eigenschaften. Galgantzubereitungen sind insbesondere für ältere Menschen geeignet. Wenngleich Gegenanzeigen oder Nebenwirkungen nicht bekannt sind, sollten wegen der durchblutungsfördernden Eigenschaften Schwangere und Frauen mit verstärkter Menstruation keine therapeutischen Dosierungen einnehmen. Die scharfen Stoffe können den Magen oder die empfindlichen Nieren reizen. Bei Sodbrennen, Hitzewallungen, starkem Bluthochdruck oder Fieber sollten Sie Galgant nur sehr gering dosieren, ggf. darauf verzichten.

Tee

Bei Appetitlosigkeit, mangelnder Verdauungskraft

½–1 TL Galgantpulver mit 150 ml heißem Wasser überbrühen, den Ansatz bedeckt 5–10 min ziehen lassen, danach abgießen. Den Tee schluckweise warm und ungesüßt 3-mal täglich etwa 30 min vor den Mahlzeiten trinken.

Tinktur

Bei Schmerzen und Krämpfen im Oberbauch sowie Reizdarm

10 g geschnittenes oder pulverisiertes Galgantrhizom mit 40%igem Alkohol im Verhältnis 1:5 ansetzen und für 2 Wochen in einem Schraubglas ansetzen. Danach den Ansatz abseihen und in Braunglasflaschen abfüllen. Davon 3-mal täglich 10 Tropfen in einem kleinen Glas mit angewärmtem Wasser mischen und schluckweise etwa 15 min vor den Mahlzeiten einnehmen.

Galgantwein

Bei Durchblutungsstörungen und schwacher Verdauung

1 TL geschnittene Galgantwurzel in ¼ l Rotwein 5 min lang auskochen, danach abseihen. Den Wein schluckweise über den Tag verteilt trinken.

Fertigpräparate: Hildegard von Bingen Pilogal Galgant-Tabs, Galganttabletten 0,2 g JURA

Herzgespann

Leonurus cardiaca

„Was bitter im Mund, ist dem Herzen gesund." Das alte Sprichwort trifft für die heute eher unbekannte Pflanze Herzgespann in vollem Umfang zu. Dabei standen Herzgespannstauden in frühen Zeiten in nahezu jedem Bauerngarten. Seit dem Mittelalter ist die Verwendung bei nervösen Herzbeschwerden, Herzrasen oder Herzschwäche bekannt. Herzgold, Herzheil und Herzkräutl sind allesamt regionale Bezeichnungen, die auf die Verwendung als Herzpflanze hinweisen. Aber auch bei Krämpfen und als Heilmittel bei Magenbeschwerden wurde Herzgespann genutzt. Doch nicht nur die Verwendung als Heilpflanze, sondern auch ihre natürliche Verbreitung ist mittlerweile stark zurückgegangen, weshalb das Lippenblütengewächs vielerorts geschützt ist. Dabei reicht der natürliche Lebensraum von Herzgespann von Europa bis weit nach Asien. Hecken, Halden, Wegränder und trockene Wiesen sind die bevorzugten Lebensräume der Pflanze, die früher vielfach im Dorf gleich neben den Wegen wuchs. Möchten Sie die Staude in den Garten pflanzen, wählen Sie vorwiegend sonnige Standorte und stickstoffhaltige, nährstoffreiche Böden. Kennzeichen des zähen Gewächses sind: rotviolette, hohle, vierkantige und behaarte Stängel, charakteristisch gelappte, am Rand gezähnte, meist hängende, unterseits behaarte Blätter und kleine, weiße, rosafarbene bis fleischrot gefärbte und in Scheinquirlen angeordnete Lippenblüten. Die Pflanze blüht zwischen Juni und September.
Als heilkräftiger Pflanzenteil gilt das gesamte blühende Kraut, welches schonend getrocknet wird. Die wichtigsten Inhaltsstoffe sind Alkaloide (Leonurin, Stachydrin), Iridoidglykoside wie Leonurid (Ajugol), Bitterstoffe vom Diterpentyp (vor allem Leocardin), Flavonoide, Gerbstoffe, Triterpene und geringe Mengen an ätherischem Öl. Traditionell wird Herzgespannkraut bei Herzklopfen durch einen aufgeblähten Leib (Roem-

held-Syndrom) verwendet. Mit der alten Wortendung „-gespann“ sind Krämpfe gemeint. Nervöse Herzbeschwerden und die unterstützende Behandlung bei Schilddrüsenüberfunktion sind weitere Verwendungsmöglichkeiten des Krauts. Relativ neu ist die Anwendung bei chronischer Müdigkeit, Burnout und zur Stärkung in der Phase der Rekonvaleszenz. In Reinform wird das Herzmittel nur noch selten verwendet, es findet sich jedoch in zahlreichen Kombinationspräparaten zur Herzberuhigung. Wegen möglicher wehenfördernder Eigenschaften wird Herzgespannkraut in einigen Texten in der Schwangerschaft und bei starken Blutungen nicht empfohlen. Bei bestimmungsmäßiger Anwendung sind keine Nebenwirkungen bekannt.

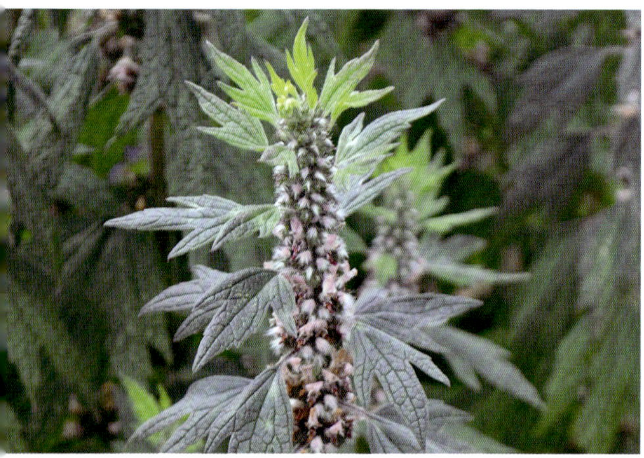

Herzgespann

Teezubereitung

Bei aufgetriebenem Bauch, der auf das Herz drückt (Roemheld-Syndrom), Magenblähung, Magenkrämpfen

1 TL geschnittenes Kraut mit 1 Tasse Wasser im Aufguss, 10 min abgedeckt ziehen lassen, 2–3 Tassen täglich.

Tinktur

Die Tinktur wie auf Seite 24 beschrieben ansetzen. Tagesdosis: 40–80 Tropfen, verteilt auf 3 Gaben.

Fertigpräparate: Herzgespannkraut, geschnitten (Apotheke, vom Achterhof); Herzgespannkraut-Tropfen (Hecht Pharma)

Hopfen

Humulus lupulus

Hopfen wird häufig mit dem Bierbrauen in Verbindung gebracht. In unseren Breiten gehört er zu den jungen Kulturpflanzen; die erste Erwähnung soll aus dem Jahr 736 n. Chr. aus der Hallertau stammen. Hildegard von Bingen kannte Hopfen, schätzte ihn wenig, bemerkte aber eine keimhemmende Wirkung: „Zum Nutzen des Menschen ist er nicht sehr brauchbar, aber mit seiner Bitterkeit hält er eine gewisse Fäulnis von den Getränken fern.“ Ab dem Spätmittelalter wurde Hopfen als harntreibendes Mittel, gegen Fieber und in der Frauenheilkunde verwendet; einige Heilkundige verwendeten ihn auch bei Milz- und Lebervergrößerung oder Gelbsucht. Die mehrjährige Kletterpflanze wird den Hanfgewächsen zugeordnet und kann bis zu 50 Jahre alt werden. Wildwachsend kommt er an feuchten Orten mit

Gebüsch, an Waldrändern und in Auwäldern vor. Meist wird er jedoch an Draht-Schnur-Spalieren gezogen. Innerhalb von 70 Tagen Wachstum erreicht er Höhen bis zu 8 m, seine Laubblätter sind breit-eiförmig und stachelspitzig gezähnt. In der Heilkunde werden die weiblichen Fruchtstände (Hopfenzapfen) gebraucht. Sie haben eine gelbgrüne Farbe und sind aus dachziegelartig angeordneten Vor- und Deckblättern aufgebaut. Im Inneren sind spezielle Bitterstoffe, darunter das pulvrig-klebrige Lupulin mit bitter schmeckenden Harzen (Humulon und Lupolon) und ätherisches Hopfenöl mit Mono- und Sesquiterterpenen. Außerdem Gerbstoffe, Flavonoide, Phenolsäuren und Mineralien. Der Gehalt an ätherischem Öl macht Hopfen zu einem **Amarum aromaticum**. Wenn Sie Hopfen selbst sammeln möchten, dann sollten Sie die Fruchtstände nach der Ernte einlagig auf Papier an einem schattigen und luftigen Ort trocknen. Je reifer die Fruchtzapfen sind, desto mehr des gelben Pulvers löst sich schon beim Trocknungsvorgang. Bitte dieses nicht verwerfen, sondern zusammen mit den papierartigen Früchten in dunkle Gläser abfüllen. Die Bitterstoffe sind labile Verbindungen, die sich leicht zersetzen und nicht länger als 1 Jahr brauchbar sind. Das Wirkspektrum von Hopfen ist umfangreich. Bekannt ist seine beruhigende Wirkung bei Unruhe und Schlafstörungen. Einige seiner Stoffe haben eine hemmende Wirkung gegen den Magenkeim *Helicobacter pylori*, andere sind virenhemmend. Durch seinen Bitterstoffgehalt hat Hopfen eine verdauungs- und appetitanregende Wirkung. Die Zubereitungen stimulieren die Magensaftsekretion, zudem hemmen sie nervösen Durchfall, Darmneurosen (funktionelle Störung ohne körperliche Ursache), Gasbildung in Magen und Darm oder auch Darmkrämpfe. Hopfen wird wegen seiner östrogenähnlichen Wirkung auch in der Frauenheilkunde gebraucht, besonders bei Schlafstörungen in den späten Wechseljahren. Sie sollten Hopfen nicht bei östrogenbedingten Tumoren und in der Schwangerschaft anwenden.

Tee

1–2 TL Hopfenzapfen mit 250 ml siedendem Wasser überbrühen, zugedeckt 7–10 min ziehen lassen, dann abseihen. 2–3-mal täglich 1 Tasse vor den Mahlzeiten trinken. Der Tee ist kein Gaumenschmaus, weshalb einige aus Geschmacksgründen Teemischungen vorziehen.

Tinktur

Die Tinktur wie auf Seite 24 beschrieben zubereiten. 3-mal täglich 20–35 Tropfen gelöst in etwas Wasser einnehmen.

Hopfensherry

Bei nervösen Magenbeschwerden oder Appetitlosigkeit

In ein sauberes Glas 1 Handvoll Kandiszucker füllen, das Glas bis zur Hälfte mit frischen oder getrockneten Hopfenzapfen auffüllen und mit 1 Flasche trockenem Sherry übergießen. Den Ansatz 2–3 Wochen durchziehen lassen und täglich schütteln. Bei Bedarf täglich nicht mehr als ein Likörgläschen davon trinken.

Fertigpräparate: Hopfen Extrakt Kapseln (Sunday Natural), Hopfen Tinktur (Sargusan)

Ingwer

Zingiber officinale

Die scharfe Knolle wurde schon in alten Sanskritschriften erwähnt. Sie stammt vermutlich aus Südchina und ist schon immer eines der wichtigsten Heilmittel in der Traditionellen Chinesischen Medizin. In Asien wie auch Europa behandelt man seit Jahrhunderten mit Ingwer Verstopfung, Blähungen, Magen-, Milz- und Leberleiden, und selbst gegen gefürchtete Seuchen wie die Pest wurde er gebraucht. Die ausdauernde Staude wird heute weltweit in fast allen tropischen Gebieten kultiviert. Sie treibt schilfartig aussehendes Laub mit etwa 30 cm Länge und entwickelt eine schuppenartige Blütenähre, deren blassgelbe Blüten einen köstlichen Duft verströmen. Beim Ingwer wird jedoch das Rhizom in der Heilkunde verwendet, eine verzweigte und verdickte Sprossachse, die Nährstoffe speichert und somit das Überleben der Pflanze in kargen Zeiten gewährleistet. Innen ist das Rhizom gelb. Frischer Ingwer riecht aromatisch bis zitronenartig, und sein Geschmack umfasst typische Scharf- und Aromastoffe.

Das Rhizom vereint mehr als 160 biologisch aktive Inhaltsstoffe. Während die ätherischen Öle (vorwiegend Zingiberen und Zingiberol) die Hauptgeruchsträger sind, sind Gingerol und Shogaol für das scharfe Aroma verantwortlich. Hinzu kommen Bitterstoffe, Stärke, Schleime, Vitamin C und Spurenelemente. Die Kombination aus aromatisch-scharfen und bitteren Stoffen macht Ingwer zu einem **Amarum acrium**.

Das Substanzgemisch des Ingwerrhizoms wirkt unter anderen wärmend und durchblutend, kreislaufanregend, antimikrobiell, entzündungshemmend, entkrampfend, immunmodulierend, brechreizlindernd, cholesterinsenkend; es steigert die Speichel-, Magen- und Gallensaftsekretion und die Darmbewegungen. So reduzieren sich durch Ingweranwendungen Beschwerden wie Völlegefühl, Reizmagen, Verstopfung, Reizdarmsymptome und Beschwerden, hervorgerufen durch Gärungs- und Fäulnisprozesse. Ingwerzubereitungen sind in der Regel gut verträglich; Nebenwirkungen kommen

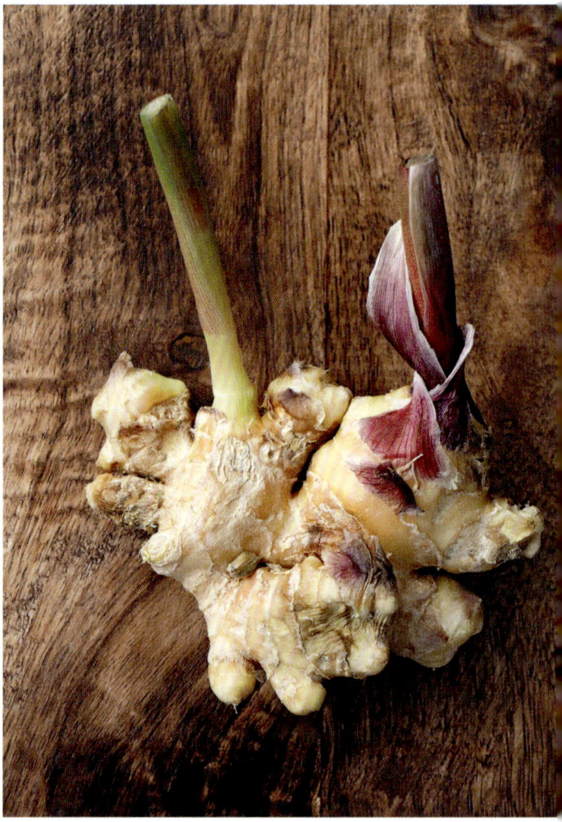

Ingwerwurzel

daher selten vor. Menschen, die an Sodbrennen, Hitzewallungen, starkem Fieber oder Bluthochdruck leiden, sollten jedoch vorsichtig mit dem scharfen Gewürz umgehen. Falls bei Ihnen Gallensteine diagnostiziert wurden, sollten Sie vor der regelmäßigen Einnahme von Ingwer den Arzt befragen. Das gilt auch, wenn Sie blutverdünnende Medikamente wie Warfarin einnehmen, denn Ingwer kann den blutverdünnenden Effekt verstärken.

Ingwertee

Wärmt, durchblutet, hilft bei der Verdauung und bei Übelkeit

4 Scheiben Ingwer in ½–¾ l Wasser etwa 15 Min köcheln lassen. Den Tee in einer Thermoskanne bevorraten und möglichst warm über den Tag verteilt trinken. Zur Geschmacksverbesserung und Anregung der Verdauung etwas Zitronensaft hinzugeben.

Ingwertinktur

Schnelle Hilfe bei Magendruck und Völlegefühl

Ein etwa 5 cm langes Ingwerstück mit der Muskatreibe kleinreiben. Den Wurzelbrei in ein ausgekochtes Schraubglas füllen und mit etwa der 5-fachen Menge an 40%igem Alkohol übergießen. Das Glas an einem warmen Ort gut 2 Wochen durchziehen lassen, danach die Pflanzenfasern abseihen und die fertige Tinktur in Braunglasflaschen umfüllen. Erwachsene nehmen 10–30 Tropfen 2- bis 3-mal täglich in etwas Wasser verdünnt ein.

Fertigpräparate: Ingwer Pure Tropfen (Truw), Ingwer Kapseln (Green Line)

Kalmus

Acorus calamus

Kalmus mag es sumpfig. Die aus Ostasien stammende Heilpflanze fühlt sich an den Uferzonen von Seen, Weihern und Flüssen und Gartenteichen besonders wohl. Eigentlich stammt Kalmus aus Ostasien, ist jedoch schon seit dem Mittelalter bei uns beheimatet. Vermutlich brachten die Tataren, die die Pflanze zur Desinfektion des Trinkwassers benutzten, Kalmus in unsere Breiten.
Kennzeichen des Aronstabgewächses sind seine schwertförmigen Blätter, die dreikantigen Stängel und die grünen Blütenkolben, welche eine Höhe von bis zu 1,5 m erreichen. Zwischen Juni und Juli schiebt Kalmus seine kolbenähnlichen Blüten seitlich aus dem Blattwerk. Der untere Blattansatz ist meist rötlich gefärbt. Kalmus vermehrt sich durch Ausläufer. Er ist winterhart und mehrjährig und treibt jedes Frühjahr neu aus daumendicken und reich verzweigten Wurzelrhizomen aus. In der Naturheilkunde benutzt man den im September und Oktober gesammelten Wurzelstock. Dieser wird gereinigt, in etwa 1 cm große Stücke geschnitten und rasch getrocknet. Kalmus hat mehrere Trivialnamen, darunter auch Deutscher Zitwer oder Deutscher Ingwer, was auf aromatische und scharfe Stoffe hindeutet. Wie bei Zitwer oder Ingwer wird auch bei Kalmus das

Rhizom in der Heilkunde verwendet. Sein aromatischer, an Mandarine erinnernder Duft entsteht durch viel ätherisches Öl. Achtung: Die Wurzelstöcke europäischer Pflanzen enthalten im Gegensatz zu Pflanzen aus China oder Indien geringe Mengen des Ölbestandteils Asaron, welches in Verdacht steht, krebserregend zu sein. Hinzu kommen Glykoside (Acorin), aromatische Bitterstoffe wie das bittere Acoretin; Schleim- und Gerbstoffe sind weitere wertbestimmende Inhaltsstoffe. Sie bedingen den recht bitteren Geschmack. Kalmus wird den **Amara aromatica** zugeordnet und hat in den Herkunftsländern eine sehr lange Tradition als Heil- und Gewürzpflanze. Kalmuszubereitungen sind als „Lebensverlängerer" bekannt, wirken stärkend bei chronischen Erschöpfungs- und Schwächezuständen, sekretionsfördernd auf den Magen, seine Schleimstoffe machen den Magen unempfindlicher gegen Reize, weshalb Kalmus auch als „Magenwurz" bekannt ist. Sie sind für empfindliche und nervöse Menschen im Alter geeignet, die nach dem Essen über Magendruck, Völlegefühl, krampfartige Schmerzen und saures Aufstoßen klagen. Risiken, Nebenwirkungen und Gegenanzeigen sind bei vorgegebener Dosierung nicht bekannt. Für die Anwendung während der Schwangerschaft fehlen ausreichende Daten.

Tee

½ TL Kalmuswurzel mit 1 Tasse heißem Wasser überbrühen, 5 min bedeckt ziehen lassen, dann abgießen. 2–3-mal täglich vor dem Essen 1 Tasse trinken.

Tinktur

Die Tinktur wie auf Seite 24 beschrieben zubereiten. 2–3-mal täglich 10–20 Tropfen vor dem Essen gelöst in etwas warmem Wasser trinken.

Wurzelsirup

Bei Verdauungsstörungen mit Blähungen

40 g Kalmuswurzel-Tinktur mit 200 g Zuckersirup (1 Teil Wasser mit 1 Teil Zucker kochen) mischen und 10 Tage ziehen lassen. Davon bis zu 3-mal täglich 1 TL nach dem Essen einnehmen.

Fertigpräparat: Kalmuswurzel Tee (Bombastus)

Löwenzahn

Taraxacum sect. *Ruderalia* / *Taraxacum officinale*

Seine tief eingeschnittenen Blätter erinnern an die von Löwenzähnen. Dabei kommt Löwenzahn noch nicht einmal aus Afrika, sondern war ursprünglich nur in Europa und Asien beheimatet, ist jedoch heute auf der ganzen Nordhalbkugel verbreitet. Im späten Frühjahr sind ganze Wiesen von leuchtend gelben Farbtupfern übersät. Für die einen ist Löwenzahn ein lästiges und zähes Unkraut, andere schätzen seine umfangreiches Wirkspektrum. Schon die alten Kräuterbücher berichten von Löwenzahn als Heilmittel gegen Gelbsucht.

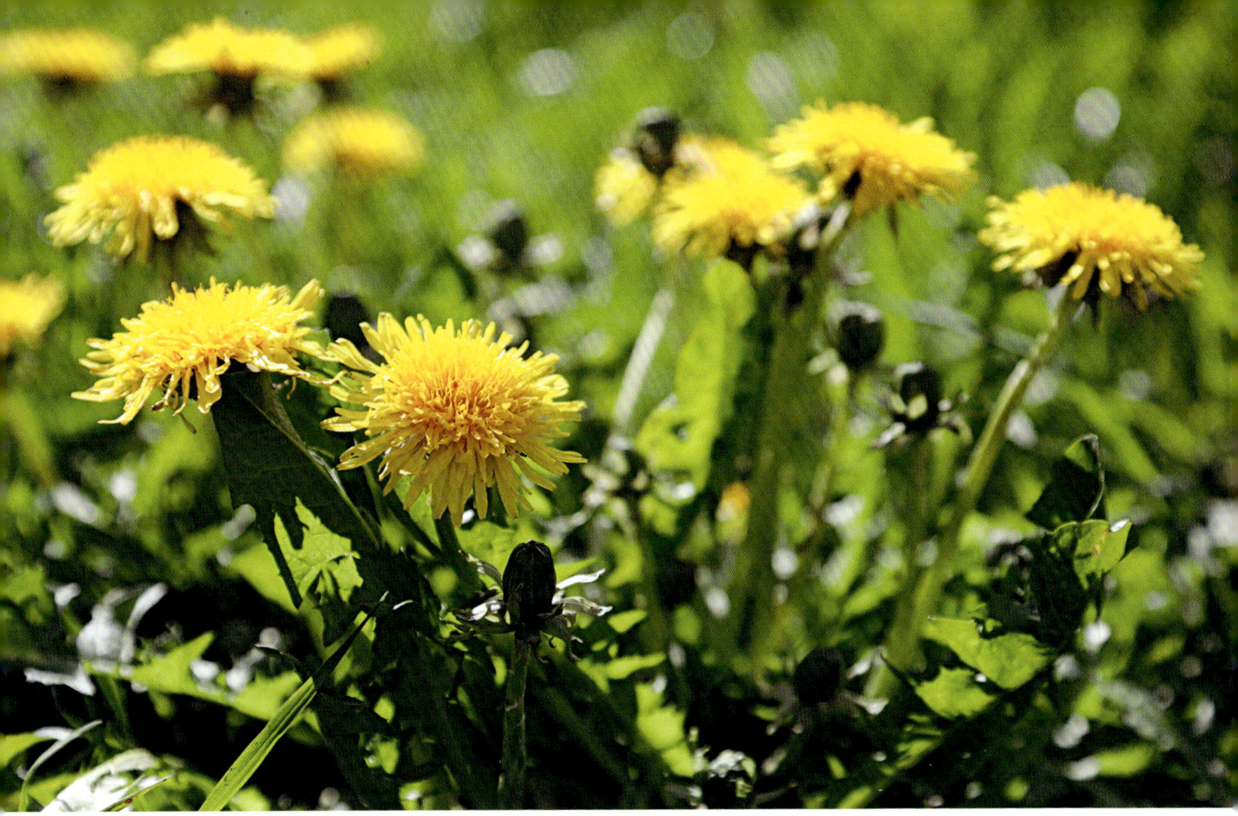

Löwenzahn

GELBE PFLANZEN BEI LEBERLEIDEN

Die Signaturenlehre (von lat. *signare* = bezeichnen, kennzeichnen) geht von der Annahme aus, dass die Natur durch ihre Form und Farbe Hinweise gibt, welche Pflanze bei welcher Krankheit genutzt werden kann. Sie war über Jahrhunderte fest in der Volksheilkunde verankert, der Arzt und Alchemist Paracelsus (1493–1541) hat dazu einiges niedergeschrieben. Vor allem auf dem Gebiet der Leberheilpflanzen ist diese These keineswegs abwegig. So finden wir unter den leberwirksamen (Gelbsucht) und galletreibenden Pflanzen solche mit gelben Blüten, gelben Wurzeln oder gelb färbenden Säften: neben Löwenzahn beispielsweise Enzian, Benediktenkraut, Ingwer, Hopfen, Odermennig, Beifuß, Wermut oder das Schöllkraut. Nicht nur die gelbe Farbe macht sie zu einer Leberheilpflanze, auch der Standort und weitere Faktoren werden mit einbezogen. Paracelsus wusste beispielsweise auch: „Du wirst dir merken, dass ein steinbrechendes Mittel leicht einen Stein bricht." Wurzeln von Löwenzahn oder Schöllkraut findet man schon in haarfeinen Rissen von Mauerwerk und Betonplatten. Mit steinbrechenden Mitteln meinte Paracelsus jene Pflanzen, die Gallengrieß, Gallensteine oder auch Nierensteine aufzulösen vermögen. Und bei diesen Pflanzenbeispielen hatte er durchaus recht.

Vom Löwenzahn lassen sich sowohl die Blätter als auch die Wurzel medizinisch nutzen. Der Gehalt an Wirkstoffen ist jedoch verschieden. Löwenzahnblätter sind weniger bitter als die Löwenzahnwurzel. Während die Blätter vorzugsweise im Frühjahr vor der Blüte geerntet und getrocknet werden, sammelt man die Wurzeln üblicherweise im Herbst.
Löwenzahn kennt jedes Kind, und doch gibt es eine Gruppe sehr ähnlicher und nah verwandter Pflanzenarten, die nicht leicht zu unterscheiden sind. Löwenzahn ist ein wahrer Überlebenskünstler: an trockenen Standorten sind die Blätter klein, stark gezähnt und bodennah, an fruchtbaren Standorten sind die Blätter aufgerichtet, groß und weniger eingeschnitten. Die Stängel sind hohl und rund und enthalten einen klebrigen Milchsaft, die Blütenköpfe bestehen aus bis zu 200 einzelnen Zungenblüten. Die Pfahlwurzel treibt mehrjährig, kann eine Länge bis zu 40 cm erreichen und sich bei Verletzung gut regenerieren.
Löwenzahn enthält neben Vitaminen und Mineralstoffen wie etwa Kalium auch Triterpene (Taraxasterol), Schleimstoffe, Flavonoide und Cumarine. Sein Bitterwert wird mit >100 angegeben. Er enthält eher selten vorkommende Sesquiterpenlacton-Bitterstoffe (das Eudesmanolid Tetrahydroiridentin B und das Germacranolid Ainsliosid). Diese regen die Verdauung an, tragen zu einer normalen Magen- und Leberfunktion bei, sind hilfreich bei Appetitlosigkeit, Erschlaffungszuständen des Magens und einer Überlastung des Körpers mit Giftstoffen. Denn Löwenzahn fördert zugleich die Produktion von Galle wie auch die Urinbildung in den Nieren und hilft damit bei der Ausscheidung sowohl fettlöslicher als auch wasserlöslicher Gifte. Unsere Vorfahren gebrauchten wegen der harntreibenden Wirkung häufiger die bildhafte Bezeichnung „Bettseicher".
Relevante Nebenwirkungen und Wechselwirkungen sind beim Löwenzahn nicht bekannt. Eventuell kann es zu Magenbeschwerden aufgrund einer Übersäuerung durch die Bitterstoffe kommen.

Tee aus Blättern und Wurzel

1–2 TL Kraut und Wurzel mit 1 Tasse Wasser kurz aufkochen, nach 10 min abgießen, 3–4Tassen täglich über einen Zeitraum von 4–6 Wochen.

Tinktur aus Löwenzahnwurzel

Die Tinktur wie auf Seite 24 beschrieben ansetzen. Davon bis zu 3-mal täglich 10–15 Tropfen einnehmen.

Frischpflanzensaft aus Blättern und Wurzel

3-mal täglich 20 ml vor den Mahlzeiten zur Appetitanregung und Entgiftung trinken.

Fertigpräparate: Löwenzahnsaft (Schoenenberger), Löwenzahnwurzel Extrakt Kapseln (Sunday Natural), Sanatur Löwenzahn Kräuteressenz

Mariendistel

Silybum marianum

Die Mariendistel hat eine lange Tradition als heilsame Leberpflanze. Ihre Geschichte beginnt bereits im antiken Griechenland, sie durfte in keinem mittelalterlichen Klostergarten fehlen und erlangte im 19. Jahrhundert ihren Durchbruch als Lebertherapeutikum durch den Landarzt Gottfried Rademacher. Das Korbblütengewächs ist im Mittelmeerraum und Vorderen Orient heimisch und dort als Ruderalpflanze an Schuttplätzen, Wegrändern, auf Viehweiden und meist trockenen und steinigen Böden anzutreffen. An geeigneten Standorten können Sie Mariendisteln auch im Garten ziehen. Sie ist bei uns nur bedingt winterhart, bevorzugt sonnige Standorte, sandige und gut durchlässige Böden, die auch mager sein dürfen. Ab März können Sie die Samen ins Frühbeet säen, ab Anfang Mai ins Freie.
Mariendisteln treiben 1-, bisweilen 2-jährig, wachsen mit einer Höhe von bis zu 2 m zu stattlichen Pflanzen heran, haben auffallend grün-weiß marmorierte Blätter mit bis zu 8 mm langen Stacheln am Blattrand. Die Blätter sitzen an verzweigten und weißlich behaarten Stängeln. Die kugelig purpurroten Korbblütenstände bestehen aus etwa 200 Röhrenblüten und sind von bewehrten Laubblättern umgeben. Sie erinnern an eine Quaste (griech. *silibon*, daher der Gattungsname). In ihnen entwickelt sich die heilwirksame, etwa weizengroße Frucht (Achäne). Sie wird durch weiße Flugschirmchen (Pappus) mit dem Wind verbreitet, ist graubraun bis glänzend schwarz marmoriert. Während die Fachgesellschaften zu Heilzwecken nur die Verwendung von Mariendistelfrüchten empfehlen, kennt man in der Erfahrungsheilkunde auch die Vorzüge von Mariendistelkraut. Im Spätsommer und Frühherbst werden die reifen Früchte gesammelt, von Pappushaaren befreit und getrocknet. Das blühende Kraut im Sommer sammeln und in luftigen, trockenen Räumen zum Nachreifen aufhängen.
Wirksamkeitsbestimmende Inhaltsstoffe der Mariendistelfrüchte sind Silymarin, Bitterstoffe mit einem Bitterwert von 10.000, biogene Amine, Gerbstoffe, fette Öle, Eiweiß, Harze und Schleime.
Die Mariendistel ist die wichtigste Heilpflanze bei Lebererkrankungen und die einzige, die eine Leberzellregeneration anregen kann. Daher wird sie auch bei Leberzirrhose oder Hepatitis gebraucht. Zudem schützen die Wirkstoffe vor dem Eindringen neuer Gifte und gönnen der vielbeschäftigten Leber eine Atempause. Zubereitungen aus den Früchten werden zudem bei funktionellen Störungen der Galle (Leberstauung) verwendet,

Mariendistel

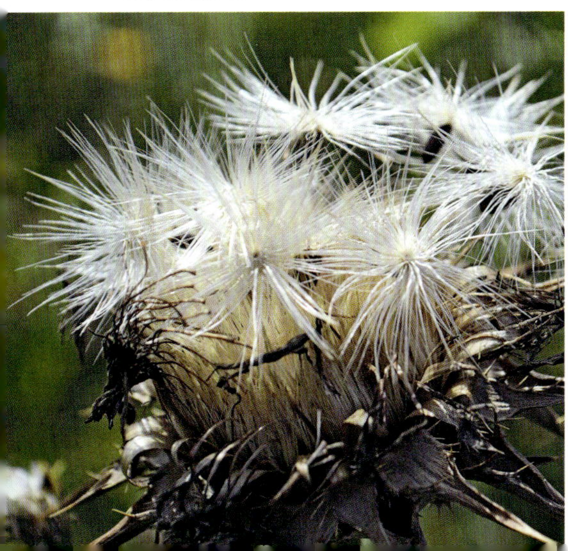

es gibt Hinweise auf eine schützende Wirkung bei Schädigung der Magenschleimhaut wie auch bei Milzleiden. Da Silymarin schlecht wasserlöslich ist, ist eine Anwendung als Tee nur bei leichten Verdauungsproblemen sinnvoll. Für die Wirksamkeit bei Leberbeschwerden ist die Dosis – auch wegen der geringen Bioverfügbarkeit von Silymarin – in einem Teeauszug dagegen zu gering. Nebenwirkungen und Gegenanzeigen sind nicht bekannt, vereinzelt kommt es zu milden Beschwerden wie Übelkeit, Magenschmerzen oder leichten Durchfall. Für die Anwendung bei Kindern unter 12 Jahren, Schwangeren und Stillenden liegen noch keine Untersuchungen zur Unbedenklichkeit vor.

Tee aus Mariendistelsamen

1 TL mit 1 Tasse überbrühen, 2–3 Tassen täglich ohne Zucker und schluckweise trinken. Viele finden den Geschmack fade oder ölig, dann können Sie die Früchte mit Fenchelsamen kombinieren.

Küchentipp

Junge Triebe können Sie vor der Blüte ernten, von Stacheln befreien und als bitter-aromatisches Gemüse verwenden. Die Blütenknospen können Sie ähnlich wie Artischockengemüse zubereiten.

Fertigpräparate: *Mariendistelfrüchte.* Die Tagesdosis liegt bei 12–15 g Mariendistelfrüchten beziehungsweise bei 200–400 mg Silymarin (Beispielpräparat: Hepatos Mariendisteldragees, Fa. Hevert). *Urtinktur.* 5 Tropfen, 1–3-mal täglich (Beispielpräparat Mariendistel Curarina Harras). *Pflanzensaft.* Alepa Mariendistel Bio-Leber-Tonikum (Mischpräparat von Salus)

Meisterwurz

Peucedanum ostruthium

Die große Familie der Doldenblütengewächse bringt ein stattliches Gewächs hervor, das in frühen Zeiten „Kaiserin der Bergwiesen“ genannt wurde und das heute nur noch wenige kennen. Die Meisterwurz war eines der Lieblingsmittel Paracelsus‘, und auch der Frankfurter Stadtarzt Lonicerus (1528–1586) bezeichnete sie als eines der „fürnehmsten Kräuter“, welches „in so vielen Gebrechen (Leiden) dienlich“ sei.

Die Meisterwurz ist nichts für den Garten. Wildwachsend ist sie überwiegend im Alpenraum zu finden, vorzugsweise auf steinigen und kalkhaltigen Alpenweiden oder Geröllhalden, hin und wieder auch im Mittelgebirge. Sie sucht sich also Standorte, die eher lebensfeindlich sind. Vermutlich speichert sie wegen der Nahrungsknappheit in ihrer Umgebung die wenigen Nährstoffe, um ihr Überleben zu sichern. So entwickelt sie einen dicken und mehrfach verzweigten Wurzelstock, welcher im Geruch an Sellerie erinnert und im Geschmack recht scharf und bitter ist. Über der Erde wachsen große, dreizählige Blätter mit doppelt gesägtem Rand, die oberseits glänzen,

unterseits matt sind und an bauchig aufgeblasenen Blattscheiden sitzen.
Mit gut 1 m Höhe ist sie kaum zu übersehen. Die kleinen, weißen Einzelblüten stehen in einer zusammengesetzten Dolde. In Teilen des Alpenraums steht die Meisterwurz unter Schutz. Für Heilzwecke werden die Wurzelteile gebraucht. Am besten kaufen Sie die Wurzelteile in Apotheken, die ihre Drogen aus Kulturen beziehen.
Mit zahlreichen Bitterstoffen und ätherischen Ölen ausgestattet, gehört sie zu den **Amara aromatica.** Hinzu kommen Gerbstoffe, Harz, Flavonoide (Imperatorin), Cumarine und Stärke. Im alpenländischen Volk kennt man noch die Heilkräfte der Meisterwurz. Sie gilt als vorzügliches Mittel gegen „Bauchgrimmen", hat desinfizierende, verdauungsfördernde, krampflösende und entzündungshemmende Qualitäten. Auf die Atemwege wirkt sie schleimlösend, insgesamt hat sie abwehrstärkende und kräftigende Eigenschaften. Bei verminderter Leber-Galle-Funktion und bei Magenschwäche kann sie ebenso hilfreich sein. Wie einige Vertreter der Doldenblütengewächse auch, besitzt die Meisterwurz ein gewisses Allergiepotential und sollte generell in der Schwangerschaft nicht verwendet werden.

Tee

2 EL der fein geschnittenen Wurzel mit ½ l kochendem Wasser übergießen oder 1 TL der Droge über 8 h kalt ansetzen und anschließend zum Trinken erhitzen. Die Dämpfe können auch 10 min inhaliert werden.

Tinktur

Wie auf Seite 24 beschrieben ansetzen. 3-mal täglich 20–30 Tropfen.

Küchentipp

Als Küchenkraut verwendete Meisterwurz stammt aus Kulturen. Blätter, Blüten, Samen und Wurzel eigenen sich zum Würzen von deftigen Speisen.

Fertigpräparate: Meisterwurz Tinktur Bio (Sargusan), Meisterwurzel geschnitten (Apotheke, Posch), Amara Tropfen (Mischpräparat von Weleda)

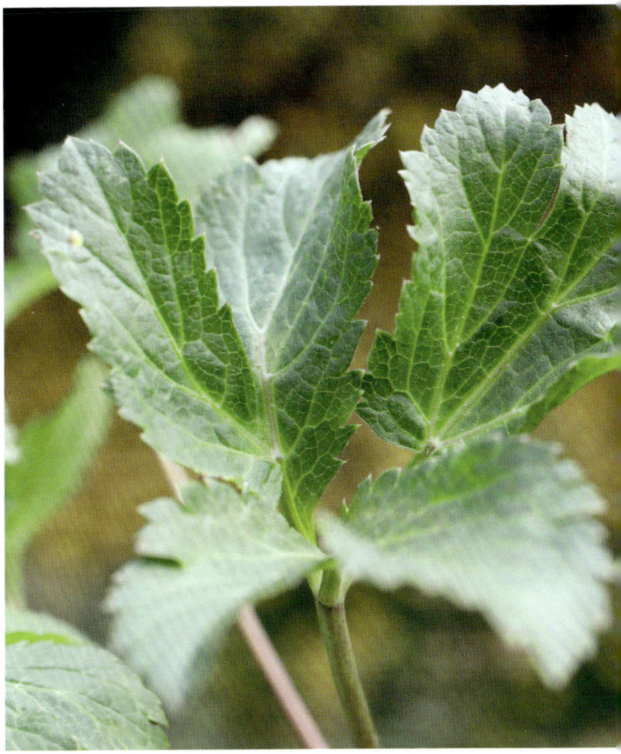

Meisterwurz

Odermennig

Agrimonia eupatoria

Odermennig ist eine heimische Pflanze aus der Familie der Rosengewächse. Er zählt zu den berühmten Heilpflanzen der Vergangenheit, wächst bis in Höhenlagen von 1500 m auf mageren Weiden, an Waldrändern, zwischen lockerem Gebüsch und an Zäunen. Die sommergrüne Staude treibt mehrjährig und ist winterhart. Sie bevorzugt nährstoffarme, lockere und kalkhaltige Böden, hat einen aufrechten, bis zu 1 m hohen Stängel, gefiederte, auf der Unterseite grau-grüne, oft filzige Blätter. Sowohl am Stiel als auch an der Blattunterseite befinden sich kleine Drüsenhaare. Blütezeit ist von Juni bis September. Die kleinen, gelben Blüten stehen in langgestreckten Trauben und erinnern im Erscheinungsbild ein wenig an die Königskerze. Typisch sind die klettenartigen Samen, welche sich oftmals im Fell von Tieren verfangen und so verbreitet werden. Zum gesunden Wachstum benötigt der Odermennig warme, trockenere Böden bei voller Sonne.

Seinen Artnamen hat der Odermennig vermutlich von der medizinischen Verwendung gegen Leberleiden erhalten; griech. „*eu*“ bedeutet gut und „*hepatorion*“ = gegen Leberleiden helfend. Er wird zu den **Amara aromatica** gezählt, weil er neben Gerb- und Bitterstoffen auch ätherische Öle enthält. Er punktet mit weiteren Inhaltsstoffen wie Flavonoiden, Phenolcarbonsäuren, Triterpenen und Kieselsäure.

In der Heilkunde werden die zur Blütezeit gesammelten, getrockneten Sprossspitzen, bestehend aus Stängeln, Blättern, Blüten und Früchten, verwendet. Suchen Sie vorzugsweise im Juni oder Juli nach

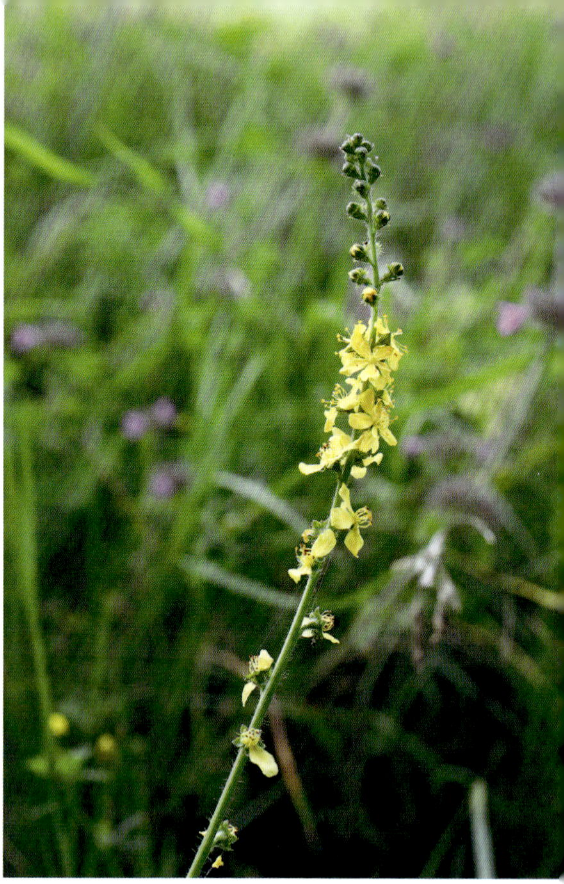

Odermennig

der gelbblühenden Staude und trocknen Sie das Kraut bei weniger als 40 °C im Halbschatten. Bei Sängern war Odermennig einst sehr beliebt, denn der Tee hilft bei stark beanspruchter Stimme und Entzündungen im Rachen und Hals. Das Anwendungsgebiet umfasst noch weitere Bereiche und reicht von unspezifischen Durchfallerkrankungen, Leber- und Galleleiden, Kopfschmerzen entstanden durch Leberschwäche, Milzleiden, Verdauungsbeschwerden, Blutreinigung bis hin zur begleitenden Therapie bei bakteriellen Infekten (Klebsiellen, Pseudomonaden) sowie Bandwurmbefall in Form von Tee, Tinktur, Pulver, Samen oder Kraut in Rotwein getrunken bis hin zu Zubereitungen in der Küche. Beispielsweise können Sie getrocknete und zerkleinerte Blätter oder auch die Blüten unter Salz mischen oder zum Aromatisieren von Wein und Bier verwenden. Odermennig entfaltet seine Wirkung bei Leber-Galle-Erkrankungen erst durch eine längerfristige und regelmäßige Einnahme. Nebenwirkungen und Gegenanzeigen sind nicht bekannt.

Tee

1 TL Odermennigkraut mit 1 Tasse siedendem Wasser übergießen und nach 10 min abseihen. Bei Bedarf 2–3-mal täglich eine Tasse trinken.

Tinktur

1 Handvoll getrocknetes Odermennigkraut mit hochprozentigem Alkohol (Cognac oder Kornbrand) übergießen. 2–4 Wochen an einen sonnigen Platz stellen, danach in Braunglasflaschen abfiltrieren. Meist sind 15 Tropfen täglich, gelöst in etwas Wasser, ausreichend.

Fertigpräparate: Odermennigkraut (Aurica), Odermennig Kräutertropfen (Alpensegen)

Pomeranze, Bitterorange

Citrus auranthium

Die bitteren Pomeranzenfrüchte werden schon seit etwa 4000 Jahren an den Südhängen des Himalajas gezüchtet. Pomeranzen gelangten, wie andere Zitrusarten auch, bereits im 11. Jahrhundert in den südlichen Mittelmeerraum und schließlich nach Mitteleuropa. Die kälteempfindlichen Pflanzen wurden ab der Barockzeit bei uns in lichtdurchfluteten Gewächshäusern, den Orangerien, gezogen. Avicenna, der große persische Arzt des 11. Jahrhunderts, verwendete Pomeranzen als Heilmittel, um Giftstoffe zu binden. Die Pomeranze ist die widerstandsfähigste unter den Zitrusarten und toleriert Minustemperaturen bis 2 °C und kurze Trockenperioden. Pomeranzenfrüchte wachsen an dornigen Bäumchen, die drüsenreiche, ovale Blätter haben. Das Rautengewächs begeistert Pflanzenliebhaber mit duftenden weißen Blüten, aus denen sich kugelförmige, orange gefärbte Beerenfrüchte in unterschiedlichen Größen entwickeln, die der süßen Orange ähnlich sehen. Sie haben eine dicke, raue Schale mit zum Teil unebenen Auswüchsen und einen intensiven Duft. Der Geschmack des Fruchtfleischs ist saurer und die Haut um die Fruchtsegmente viel bitterer als bei Orangen.

Für naturheilkundliche Zwecke werden sowohl Blüten als auch Fruchtschalen verwendet. Wegen ihres geringen Bitterwerts sind sie für sensible Menschen und in der Kinderheilkunde beliebt. Das bittere Flavonoid Naringin ist vorherrschend, hinzu kommen weitere Flavonoide wie Hesperidin, Rutin, Quercitrin, Vitamine (vor allem Vitamin C, B_6, B_{12}), organische Säuren, Gerbstoffe, Pektin und ätherische Öle. Die Zubereitungen sind ein mildes **Amarum aromaticum**, welches die Verdauungsfunktion und den Appetit anregt, entkrampft, etwas antibakteriell, zusammenziehend und galletreibend wirkt. Zudem sind sie geeignet bei Kindern mit Gedeihstörungen oder für Menschen in der Zeit der Rekonvaleszenz und bei allgemeiner Erschöpfung. Soll die nervenberuhigende Wirkung im Vordergrund stehen, verwenden Sie bitte die Blüten statt der Schalen.

Wenngleich Pomeranzenzubereitungen gut verträglich sind, sind wegen Hinweisen auf eine enzymhemmende Wirkung, wie sie auch in Grapefruits vorkommt, Wechselwirkungen mit Arzneimitteln möglich. Dazu gehören Medikamente, die bei schweren Grunderkrankungen gebraucht werden: beispielsweise Immunsuppressiva, HIV-Medikamente (Indinavir), aber auch Bluthochdruckmedikamente oder Hustenstiller.

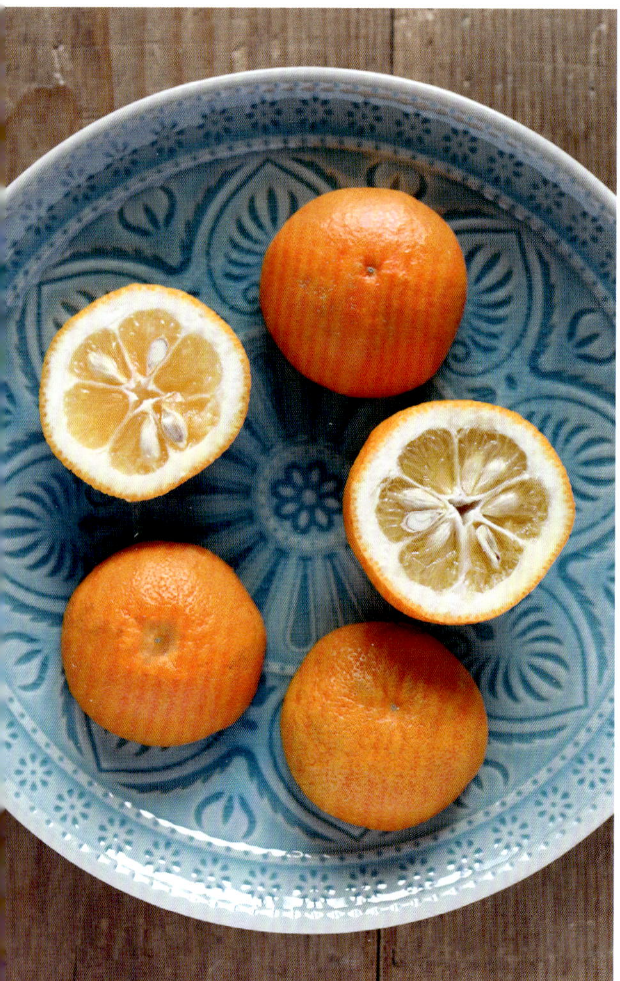

Bitterorangen

Tee aus Pomeranzenschalen

1 TL Pomeranzenschalen mit 1 Tasse heißem Wasser überbrühen, 10 min bedeckt ziehen lassen. 3-mal täglich 1 Tasse vor den Mahlzeiten trinken.

Tee aus Pomeranzenblüten

1 TL getrocknete Pomeranzenblüten mit 150 ml heißem Wasser übergießen, den Tee 5 min bedeckt stehen lassen, dann absieben. Bis zu 3 Tassen täglich trinken. Der Tee ist auch für Kinder geeignet.

Tinktur aus Pomeranzenschalen

Bei Verdauungsstörungen

Ein Teil sehr fein geschnittene Pomeranzenschalen in ein sauberes Schraubglas geben, mit der 5-fachen Menge hochprozentigem Alkohol (45 %) mischen und 2 Wochen durchziehen lassen. Danach das Gemisch abfiltern und in Braunglasflaschen mit Tropfpipette abfüllen. Von der Tinktur 10–30 Tropfen (ältere Kinder erhalten maximal 20 Tropfen) in einem Glas lauwarmen Wasser lösen. Die bittere Lösung bei Verdauungsstörungen bis zu 3-mal täglich etwa ½ Stunde nach den Mahlzeiten einnehmen.

Pomeranzenschalen-Sirup

Stärkt die Verdauungsfunktion, tonisiert

500 g ungespritzte und zerkleinerte Pomeranzen, 1 l Wasser, 375 g Zucker und

den Saft ½ ungespritzten Zitrone in einen Topf geben und 30 min köcheln lassen, dann abseihen und in saubere Schraubflaschen umfüllen. 1 TL des Sirups können Sie 1- bis 3-mal täglich verdünnt mit Wasser oder Kräutertee einnehmen. Bei Kindern die Dosierung reduzieren. Als Faustregel gilt: Zwischen dem 4. und 10. Lebensjahr die Hälfte und von 1–4 Jahren ⅓ der Erwachsenendosierung verwenden. Diabetiker beachten bitte den Zuckergehalt.

Küchentipp

Die bitter schmeckende Frucht wird gerne zum Kochen von Orangenmarmelade verwendet, für welche die Frucht mitsamt der bitteren und in hauchfeine Streifen geschnittenen Schale mit Zucker verkocht wird.

Fertigpräparate: Citrus Aurantium Kapseln (PlantaVis), Amara-Pascoe (Kombimittel mit Chinarinde, Enzian, Zimtrinde)

Rosmarin

Rosmarinus officinalis

Rosmarin ist mehr als ein Küchenkraut. Schon in der Antike wurde er am Schwarzen Meer kultiviert. Man wusste um seine stärkenden und belebenden Kräfte und verwendete das duftende Kraut als Weihrauchersatz und zur Abwehr böser Dämonen.

Der mediterrane Halbstrauch hat nadelartige Blätter, die an holzigen und aufrechten Stängeln wachsen. In den Heimatländern am Mittelmeer wachsen die Sträucher bis zu 2 m in die Höhe, bei uns erreichen sie eher zwischen 30–80 cm. Die Blätter mit ihrer wachsartigen Schicht, die sich bei Hitze vermehrt nach außen rollen, sind Anpassungen an warme und trockene Klimazonen. Beim Zerreiben entströmt ihnen ein aromatischer, leicht harziger und kiefernähnlicher Duft. Die zierlichen, himmelblauen Blüten (selten sind sie rosafarben oder weiß) verraten die Familienzugehörigkeit zu den Lippenblütengewächsen. Möchten Sie Rosmarin selbst ziehen, dann sollten Sie ein warmes und sonniges Plätzchen wählen mit kalkreicher, sandiger und durchlässiger Erde. Er ist nur bedingt winterhart und sollte bei frostigen Temperaturen bei weniger als 10 °C gut geschützt im Kübel überwintern.

Neben bitteren Diterpenphenolen (Carnosolsäure, Rosmadial) enthält Rosmarin ätherische Öle. Hauptkomponenten sind Kampfer, Cineol und Pinen. Hinzu kommen Gerbstoffe (Rosmarinsäure), Flavonoide, Saponine, Harze und Triterpene. Er gehört zur Gruppe der **Amara aromatica,** und man weiß seit Jahrhunderten um seine verdauungsanregende Wirkung. Insgesamt ist Rosmarin ein Kraut, das körperlich und geistig Erschöpften guttut, denn es belebt die Verdauungsorgane und den Blutkreislauf – ist also für jene Menschen mit niedrigem Blutdruck von Vorteil. Die ätherischen Öle hemmen das Wachs-

tum von Darmbakterien und -pilzen. Leichte Bauchkrämpfe, Darmträgheit und Aufstoßen nach dem Essen bessern sich bei Einnahme der Zubereitungen. Die Anwendungen reichen von Verdauungsbeschwerden mit Blähungen und Völlegefühl, der Unterstützung bei chronischen Lebererkrankungen, einem schwachen Immunsystem bis hin zu Schwächezuständen.
Insgesamt sind Rosmarinzubereitungen gut verträglich; abends eingenommen können sie jedoch zu Schlafstörungen führen. Bei erhöhtem Blutdruck, starker Menstruation, Schwangerschaft (vor allem mit Neigung zu Fehlgeburten), bei Hitzewallungen und schweren fiebrigen Erkrankungen sollten Sie Rosmarin nicht anwenden.

Rosmarin-Tee

Verbessert die Leberfunktion, hebt niedrigen Blutdruck an

1 TL Rosmarinnadeln mit ¼ l siedendem Wasser übergießen und zugedeckt 7–10 min ziehen lassen, danach abseihen. Den Tee bis zu 3-mal täglich zwischen den Mahlzeiten trinken.

Rosmarintinktur

Bei schlechter Verdauung, Herzschwäche und Erschöpfung

Gehackte und getrocknete Rosmarinblätter im Verhältnis 1:5 in hochprozentigem Alkohol 2 Wochen durchziehen lassen. Den Ansatz durch ein sauberes Tuch abseihen, die aufgefangenen Nadeln nochmals kräftig auswringen und in Braunglasflaschen abfüllen. 3-mal täglich 5–15 Tropfen in etwas warmem Wasser vor den Mahlzeiten einnehmen.

Fertigpräparate: Rosmarin Heilpflanzensaft (Schoenenberger), Rosmarinblätter Tee (Apotheke, Salus), Rosmarin Extrakt (Vitaminesperpost.de)

Salbei

Salvia officinalis

Salbei stammt ebenso wie Rosmarin aus dem östlichen Mittelmeerraum. Das Gewürzblatt mit der silbrig-filzigen Oberfläche galt im Mittelalter als eine Art Universalheilpflanze. Das drückt sich auch in dem Gattungsnamen *Salvia* aus, der das lateinische Wort *salvare* = „heilen, gesund sein" enthält.
Zwar kommt der mehrjährige Halbstrauch aus dem Mittelmeerraum, jedoch trotzt er auch der winterlichen Kälte in unseren Gärten. Seine länglich ovalen Blätter mit grau- bis silbergrüner Oberfläche, der unverkennbare Salbeiduft zerriebener Blätter und seine hellblauen bis blauvioletten Lippenblüten kennzeichnen das Lippenblütengewächs. Wenngleich wegen weniger Sonnenstunden heimischer Salbei nicht ganz die Qualität aus dem Mittelmeerraum erreicht, können Sie ihn doch für Heilzwecke verwenden.
Die Ernte sollte vorzugsweise kurz vor der Blüte bei trockenem Wetter stattfinden. Dann die Blätter bei nicht mehr als 35 °C im Schatten trocknen.
Salbeiblätter haben eine würzige

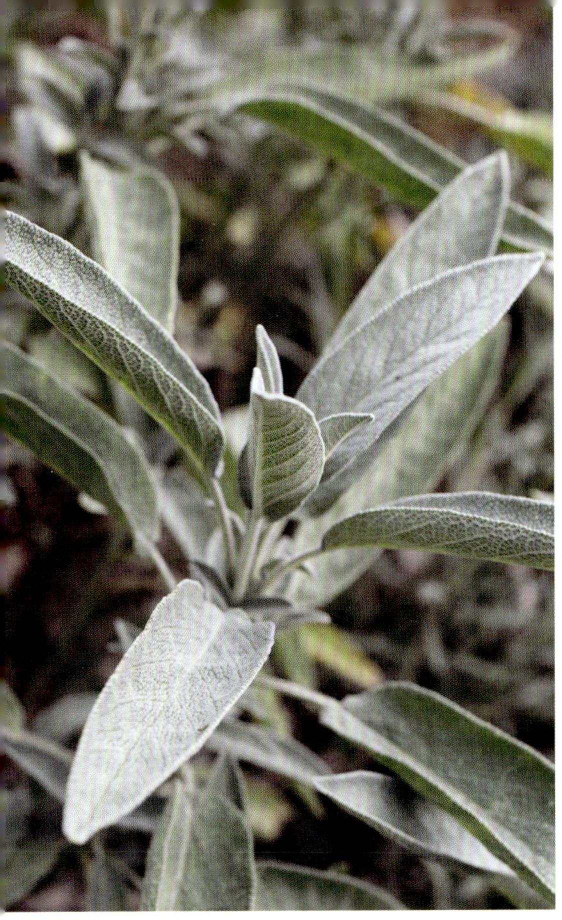

Salbei

Geschmacksnote. Wertgebend sind diterpenoide Bitterstoffe wie Carnosol, Rosmanol, Isorosmanol, Safficinolid (Bitterwert 1000) und ätherische Öle (bestehend u. a. aus Kampfer, Pinen, Cineol und Thujon), weshalb Salbei den Amara aromatica zugeordnet wird. Hinzu kommen Lamiaceengerbstoffe, Steroide, Flavonoide und Spurenelemente wie Eisen, Magnesium oder Zink. Salbeiblätter sind ein pflanzliches Arzneimittel mit umfangreichem Nutzen. Neben der Behandlung leichter Verdauungsstörungen wie Sodbrennen und Blähungen punktet er mit bakterien- und virenhemmenden Eigenschaften, er hemmt die Schweißbildung, tonisiert, kann den Blutzucker stabil halten und er unterstützt die Funktion von Leber und Galle.

Salbeianwendungen sind gut verträglich. Nebenwirkungen sind bei Teezubereitungen oder niedrig dosierten Frischpflanzenextrakten nicht zu erwarten. Alkoholische Tinkturen sollten nicht in hoher Dosierung, nicht länger als 2–4 Wochen und generell nicht in der Schwangerschaft und bei kleinen Kindern angewendet werden.

Salbeitee

Verdauungsanregend, schweißhemmend

1 TL fein geschnittene Salbeiblätter mit einer Tasse siedendem Wasser übergießen und abdecken. Nach 3 min die Blätter entfernen. 3-mal täglich vor den Mahlzeiten getrunken, entfaltet sich die Wirkung bei Verdauungsstörungen. Bei Hitzewallungen den Tee zuerst abkühlen lassen, bei Nachtschweiß den erkalteten Tee 1–2 Stunden vor dem Schlafengehen trinken.

Salbeiwein

Zur Erkältungsvorbeugung, bei Wechseljahresbeschwerden und für eine gute Verdauung

Eine Handvoll frisch geernteter Salbeiblätter von den Stielansätzen befreien, kleinschneiden und in einer Flasche Wein einlegen. Nach 2 Wochen die Blätter abfiltern und den Salbeiwein kühl und dunkel aufbewahren. Davon 3 EL täglich trinken.

Fertigpräparate: Salus Salbei-Kräutertropfen, Salbeitropfen (Hecht Pharma), Salbeiblätter Tee (Apotheke)

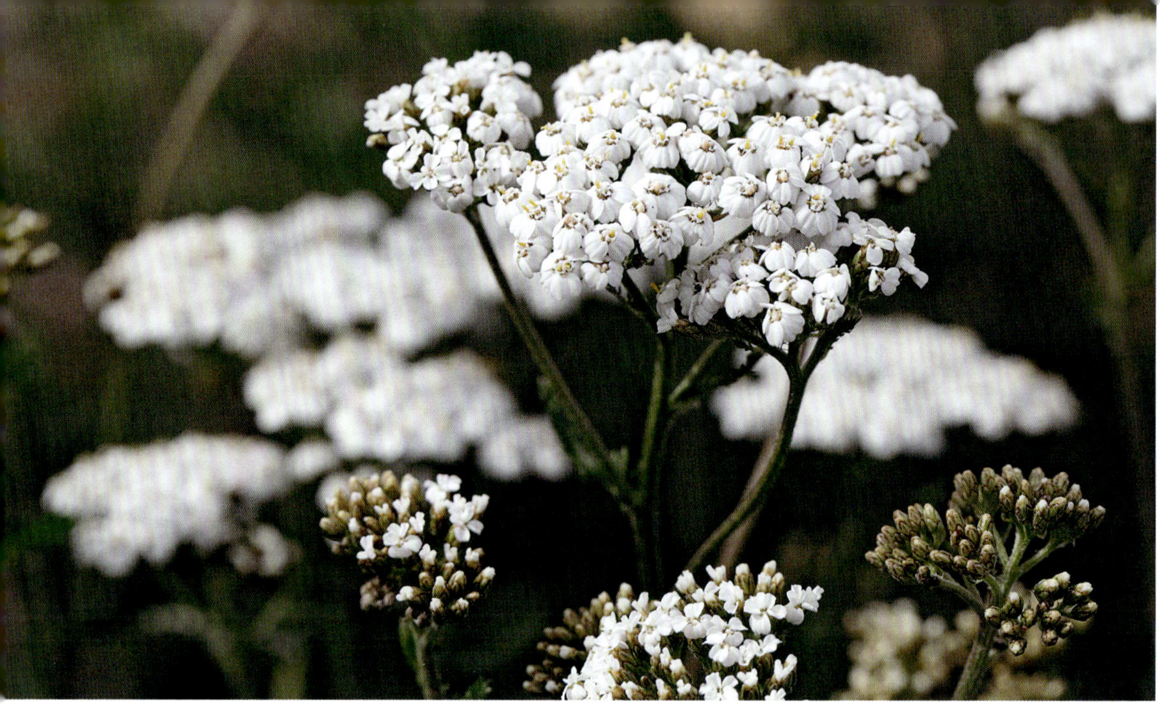

Schafgarbe

Schafgarbe

Achillea millefolium

Die Schafgarbe ist eine Heilpflanze mit sehr langer Tradition. Der antike Held Achilles verhalf der Pflanze zu ihrem Gattungsnamen. Laut einer Legende soll er mit Hilfe der Schafgarbe die Wunden seiner Mitstreiter im Trojanischen Krieg geheilt haben. Je nach Region gibt es gebräuchliche Volknamen wie „Bauchwehkraut", „Heil aller Schäden" oder „Soldatenkraut". Die seit Jahrhunderten bekannte heilbringende Wirkung wird auch im deutschen Namen zum Ausdruck gebracht, denn das althochdeutsche *garwa* kann als „die Heilende" übersetzt werden. Pflanzenfressende Tiere, vor allem Schafe, wissen instinktiv um die Heilkraft der Schafgarbe und fressen das bittere Kraut bei Magen-Darm-Erkrankungen, während sie die Pflanzen bei Gesundheit auf der Weide stehen lassen.
Die Schafgarbe ist eine krautige, ausdauernde und heimische Wiesenpflanze, der man in ganz Europa und Teilen Asiens auf Magerwiesen, aber auch an Acker- und Wegrändern bis in Höhen von 2500 m begegnet. Sie bevorzugt sonnige und trockene Standorte, ist widerstandsfähig gegen Dürre, Hitze und Kälte, verträgt jedoch keine Staunässe. Kennzeichen sind ihre fein ziselierten Blätter und die cremefarbenen Korbblüten, die in einer Scheindolde zusammenstehen. Möchten Sie die Schafgarbe zu Heilzwecken in den Garten pflanzen, dann wählen Sie bitte Saatgut der Echten Schafgarbe (*Achillea millefolium*) und keine der zahlreichen bunten Zuchtsorten. Ernten Sie an warmen und trockenen Tagen das gesamte Kraut – also Blüten und Blätter – und lassen Sie dies im Schatten trocknen.
Die geografische Herkunft und der Erntezeitpunkt bestimmen wie bei allen Pflanzen den Gehalt an Inhaltsstoffen. Schafgarbenkraut enthält entzündungs-

hemmende 0,2–1 % ätherische Öle mit Proazulen, bittere Sesquiterpenlactone wie Achillin und Achillicin, entkrampfende Flavonoide und Kaffeesäurederivate. Als traditionelles pflanzliches Arzneimittel und **Amarum aromaticum** werden Schafgarbenzubereitungen bei krampfartigen und entzündlichen Magen-Darm-Beschwerden, bei zeitweiliger Appetitlosigkeit, bei Reizmagen, Reizdarm und zur Förderung der Gallesekretion angewendet. Schafgarbenzubereitungen sorgen für eine bessere Durchblutung im gesamten Becken und sind bei menstruationsbedingten Krämpfen hilfreich. Sie stärken das nervöse Herz und beruhigen etwas die Nerven. Ein Schafgarbenwickel hilft der Leber bei der Entgiftungsarbeit. Je nach Indikation wird das Kraut als Tee, Tinktur, Frischpflanzenpresssaft oder Arzneiwein angewendet.
Schafgarbenkraut ist gut verträglich und Nebenwirkungen sind selten. Hin und wieder kommt es zur Kontaktallergie nach dem Hantieren mit dem Kraut. Gegenanzeigen bestehen bei Überempfindlichkeit gegenüber Korbblütengewächsen.

Tee aus Blüten

Bei Entzündungen der Magen-Darm-Schleimhäute – geeignet für Sensible und Kinder
1 TL getrocknete Blüten mit 1 Tasse heißem Wasser überbrühen, 5–10 min zugedeckt ziehen lassen, danach abseihen.

Tee aus Schafgarbenkraut

Bei krampfartigen Verdauungsstörungen
1 TL getrocknetes Kraut mit 1 Tasse heißem Wasser übergießen, 7–10 min ziehen lassen, dann abseihen. Bis zu 3 Tassen unabhängig von der Mahlzeit trinken.

Schafgarben-Tinktur

Schnelle Hilfe bei Krämpfen und Blutungen
Schafgarbenkraut verlesen, kleinschneiden und wie auf Seite 24 beschreiben, ansetzen. Bei Bedarf bis zu 3-mal täglich davon 10–20 Tropfen gelöst in etwas Wasser einnehmen.

Arzneiwein

50 g Blüten/Kraut auf 0,7 l Weißwein, 10 Tage ziehen lassen. Bei zeitweiliger Appetitlosigkeit 1 Likörgläschen täglich vor der Hauptmahlzeit trinken.

Fertigpräparate: Schafgarbe, naturreiner Heilpflanzensaft (Schoenenberger), Schafgarbenkraut Tee (Apotheke, Sidroga)

Tausendgüldenkraut

Centaurium erythraea

In den griechischen Sagen sind die Kentauren (Zentauren) heilkundige Wald- und Bergbewohner, die bei Homer noch keine Pferdegestalt aufwiesen und das Tausendgüldenkraut als Heilpflanze verwendet haben sollen. Nach ihnen wurde *Centaurium* benannt, der deutsche Name entstand vom unschätzbaren Wert (tausend Gulden) für die Gesundheit. Schon Hildegard von Bingen und Paracelsus ver-

wendeten es wegen der Bitterstoffe vor allem bei Magen-, Leber- und Galleleiden. Das Enziangewächs ist in Europa und Teilen Westasiens heimisch. Die Wildbestände gehen seit Mitte des 20. Jahrhunderts zurück, weshalb die Art unter Naturschutz steht. Sie können die Pflanze jedoch in den Garten säen. Das kleine Kräutlein lässt sich im Kübel auch auf der Terrasse ziehen. Ein mäßig nährstoffreicher Boden und ein sonniger Platz ist ideal. Die Aussaat sollte erst im Mai erfolgen, wenn keine Fröste mehr zu erwarten sind. Tausendgüldenkraut ist eine 2-jährige, etwa 25 cm hohe Pflanze, hat aufrechte, vierkantige Stängel, längliche ganzrandige Blätter und fällt durch kleine, rotviolette, fünfzipfelige Blüten auf, die dicht zusammengedrängt in Scheindolden stehen.
Mit seinen Inhaltsstoffen zählt Tausendgüldenkraut zu den **Amara pura**, also den reinen Bitterstoffen, und wird in die Gruppe mittelstarker Bitterstoffpflanzen eingereiht. Zu den wichtigsten Inhaltsstoffen gehören die Secoiridoid-Bitterstoffe (unter anderem Gentiopikrosid), die denen von Enzian ähnlich sind. Als Arzneipflanze muss das Kraut einen Bitterwert von mindestens 2000 (meist schwankt er zwischen 2000 und 3500) aufweisen. Weitere Inhaltsstoffe sind Phenolcarbonsäuren, Flavonoide, Triterpene, Xanthone und etwas ätherisches Öl. Verwendet werden die oberirdischen Teile blühender Pflanzen, bestehend aus Stängel, Blättern und Blüten. Die häufigste Darreichungsform ist der Teeaufguss. Weitere Anwendungsmöglichkeiten sind alkoholische Auszüge (Tinkturen), oder pulverisiert zur Herstellung von Tabletten und Kapseln sowie homöopathische Urtinkturen, Liköre und Arzneiweine.
Die Zubereitungen werden bei unspezifischen Verdauungsstörungen verwendet. Darunter versteht man anhaltende oder wiederkehrende, subjektiv empfundene Beschwerden, die nicht auf organische Ursachen zurückzuführen sind, wie etwa frühzeitige Sättigung, Völlegefühl, Blähungen, Übelkeit oder unregelmäßiger Stuhlgang. Störungen der Magenentleerung, mangelnde Magensaftproduktion und Erschlaffungszustände sowie Funktionsstörungen der Gallenwege gehören ebenso zu den Anwendungsgebieten. In der Volksheilkunde wird Tausendgüldenkraut auch bei Blutarmut, fiebrigen Erkrankungen, zur Kreislaufanregung, bei nervöser Erschöpfung oder bei Wurmbefall gebraucht. In einigen Ländern wird es traditionell zur Stärkung der Bauchspeicheldrüsenfunktion angewendet. Risiken und Nebenwirkungen sind bei bestimmungsmäßiger Anwendung nicht bekannt, jedoch sollten Sie das Kraut nicht bei Magen- oder Zwölffingerdarmgeschwüren anwenden.

Tee

1 TL (oder weniger, je nach Bitterempfinden) mit 150 ml heißem Wasser übergießen, 10–15 min ziehen lassen, abseihen. Zur Appetitanregung 2- bis 3-mal täglich eine Tasse etwa 30 min vor dem Essen trinken; bei Verdauungsbeschwerden eine Tasse Tee nach der Mahlzeit trinken.

Tinktur

Eine Tinktur wie auf Seite 24 beschrieben mit getrocknetem Tausendgüldenkraut ansetzen. Verwenden Sie als Lösungsmittel 70%igen Alkohol aus der Apotheke. Die

Tagesdosis beträgt 40–60 Tropfen, verteilt auf 3 Gaben, in Wasser gelöst.

Arzneiwein

Je 50 g Tausendgüldenkraut und Kamillenblüten und die fein geschnittene Schale einer Orange (alternativ Pomeranzenschalen) mit 1 l gutem Weißwein übergießen. 10 Tage ziehen lassen, regelmäßig schütteln, dann abseihen und in Flaschen füllen. Tausendgüldenkraut-Wein vor den Hauptmahlzeiten trinken, er regt den Appetit an, fördert die Verdauung und beruhigt die Galle.

Fertigpräparate: Tausendgüldenkraut-Tee (Apotheke, Bombastus), Tinktur Tausendgüldenkraut (Phytopharma), Tausendgüldenkraut Kapseln Bio (Dr. Ehrenberger)

Wegwarte

Cichorium intybus

Wegwarte, Blauwarte, Himmelblaue Sonnenbraut ... all das sind Synonyme für ein heimisches Zichoriengewächs aus der Pflanzenfamilie der Korbblütengewächse. Aus der Wildform der Wegwarte züchteten die Menschen Kulturformen, die wir als Chicorée und als Radicchio (siehe auch Seite 61) kennen und in der Küche schätzen.
Wie der Name vermuten lässt, gedeihen Wegwarten an Wegrändern, aber auch an Zäunen, Bahndämmen, auf Schutthalden und sogar auf Grünstreifen vielbefahrener Autobahnen. Die Wegwarte gehört zur Ruderalvegetation, treibt mehrjährig, entwickelt im 1. Jahr lediglich eine bodenständige Blattrosette, deren Blätter leicht mit dem Löwenzahn verwechselt werden. Ab dem 2. Jahr treiben bis zu 1 m hohe, sparrig verzweigte Stängel. Die Stängelblätter haben eine längliche Form und sitzen direkt am Stiel. Solange die Wegwarte nicht blüht, ist sie unscheinbar und wird kaum wahrgenommen. Erst die himmelblauen Strahlenblüten (selten sind sie rosa oder weiß) machen sie zum Hingucker. Sie öffnen sich nur bei Sonnenschein und haben eine kurze Lebensdauer von etwa 6 Stunden, ehe sie verwelken. Die Stängel wie auch die spindelförmige lange Wurzel enthalten einen leicht bitter schmeckenden Milchsaft.
Bereits die alten Heilkundigen verwendeten Wegwartenkraut und -wurzel als Bittermittel. Lonicerus listete sie in seinem Kräuterbuch von 1679 als Lebermittel.
Wegwarten gehören zu den milden reinen Bittermitteln (**Amara pura)** mit einem Bitterwert von 800 und sind deshalb auch für Kinder oder sensible Menschen geeignet. Die enthaltenen Bitterstoffe (vor allem Lactucin und Lactucopikrin) sorgen nicht nur für den Geschmack, sondern auch für viele gesundheitliche Vorteile. Wissenschaftlich anerkannt ist die Wegwarte als Heilmittel bei Appetitlosigkeit und Verdauungsbeschwerden durch mangelnde Bildung von Verdauungssäften in Magen, Zwölffingerdarm, Leber und Bauchspeicheldrüse (Stomachikum und Cholagogum). Ein mangelhafter Gallefluss wird verstärkt, weshalb die Anwendung bei Gallensteinen mit einem Therapeuten besprochen werden sollte. In der

Erfahrungsheilkunde werden Gemüse, Tee oder Tinkturen aus Wurzel und Kraut auch bei Verschleimung der Verdauungsorgane, bei milder Verstopfung, Übergewicht, Übersäuerung oder zur Blutbildung verwendet. Eine 2005 an der Charité Berlin durchgeführte Studie belegte beruhigende und spannungslösende Eigenschaften der Wegwarte, welche unter anderem durch den hohen Chrom-Gehalt der Pflanze begründet sind.

Teezubereitung

1 TL zerkleinertes Wegwartenkraut mit Wurzel mit 1 Tasse heißem Wasser übergießen, 5 min ziehen lassen, dann abseihen. Täglich 2 Tassen trinken.

Wegwartensirup

Regt den trägen Darm an, auch für Kinder geeignet

Ein Glas voll frischem Wegwartensaft aus der ganzen Pflanze herstellen. Darin 250 g Zucker auflösen. Das Gemisch 5–10 min auf kleiner Hitze verkochen, auskühlen lassen und in Schraubgläser abfüllen. Davon 2 TL täglich einnehmen.

Küchentipp

Aus der Wegwartenwurzel können Sie einen Kaffeeersatz herstellen. Dazu röstet man von der Erde befreite, gewaschene und getrocknete Wurzelstücke in einer Pfanne ohne Fett. Dann abkühlen lassen und mit einer Küchenmaschine oder einer Kaffeemühle mahlen und wie Filterkaffee zubereiten.

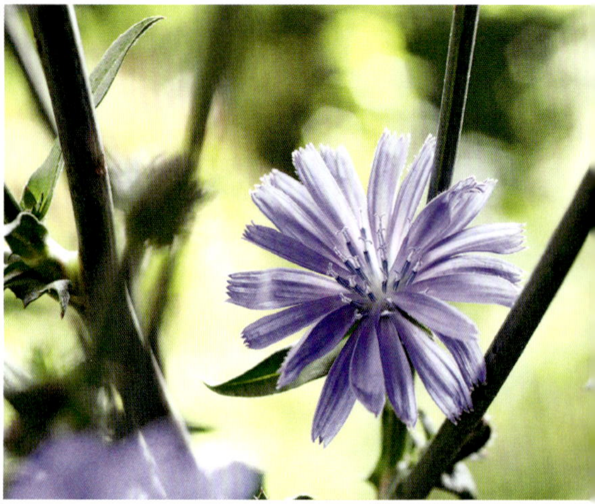

Wegwarte

Wermut

Artemisia absinthium

„Wärmot ist für alles got" heißt es im Bergischen Land. Nun, ganz so ist es sicher nicht, aber wir haben es mit einer Heil-, Gewürz- und Ritualpflanze zu tun, die seit dem Altertum zu den bekanntesten und beliebtesten aromatischen Bitterpflanzen zählt und auch für religiöse Zeremonien genutzt wurde. Hildegard von Bingen sieht den Wermut als ein wichtiges Mittel, um Erschöpfungszustände zu meistern.

Das Korbblütengewächs wächst auf rauen Gebirgsböden und wird gerne in die Gärten gepflanzt. Wermut bevorzugt sonnige Lagen, nährstoffreiche und durchlässige Böden. Der Halbstrauch wird rund 80 cm hoch und hat silbrig-graue Blätter. Beim Zerreiben duften die Blätter intensiv aro-

matisch. Von Juli bis September zeigen sich einfache und gelbliche, später rötlich färbende Blüten, die in halbkugeligen Köpfchen sitzen und oft lange Rispen bilden.
Wermutkraut (zur Blütezeit gesammelte obere Sprosse und Laubblätter) wurde wegen seiner heilenden Eigenschaften seit jeher aufgebrüht, zerkleinert und mazeriert. Als wichtigste Inhaltsstoffe gelten Bitterstoffe (Bitterwert mindestens 15.000 bis zu 20.000) aus der Gruppe der Sesquiterpenlactone mit der Hauptkomponente Absinthinum und Anabsinthin, ätherisches Öl mit Thujon und Camphen, Flavonoide (Kaempferol, Quercetin), Polyine, Gerbstoffe und Vitamin C.
Wermut beinhaltet eine Kombination von Bitterstoffen und ätherischen Ölen und wird deshalb der Gruppe der **Amara aromatica** zugeordnet. Er ist ein hervorragendes Leber-Galle-Mittel und wird traditionell bei Verdauungsbeschwerden durch gestörte Gallenproduktion, bei Bewegungsstörungen der Gallenwege oder Appetitlosigkeit verabreicht. Er ist zugleich krampflösend, entzündungshemmend und ein ausgezeichnetes Mittel gegen Blähungen (Karminativum). Gerade die Kombination von Bitterstoffen und ätherischen Ölen regt die Sekretion der Verdauungssäfte an, was eine verbesserte Fett- und Eiweißverdauung bewirkt. Wermutkraut wird in der Volksheilkunde auch bei Blutarmut, schwacher Menstruation, zur Stärkung oder bei Wurmbefall verwendet. Immunstimuliernde Eigenschaften werden vermutet und derzeit in der Fachwelt diskutiert. In hoher Dosierung wirkt er anregend und tonisierend auf das zentrale Nervensystem.

In der Naturheilkunde werden aus dem Kraut Tee, alkoholische Auszüge, Fluidextrakte oder auch Trockenextrakte in Form von Tabletten und Dragees hergestellt. Wermut ist ein wichtiges Gewürzadditiv alkoholischer Getränke, beispielsweise im Wermutwein oder im Absinthschnaps. Generell sind Wermutzubereitungen wegen des Nervengifts Thujon nicht für den Dauerkonsum geeignet, ebensowenig für Schwangere, Stillende und Kinder.

Tee

½ TL Wermutkraut mit 1 Tasse heißem Wasser überbrühen, zugedeckt 3–7 min ziehen lassen, dann abseihen. Wegen des Gehalts an Thujon nicht mehr als 3 Tassen täglich trinken.

Tinktur

3-mal täglich 5–25 Tropfen.

Wermutwein

Zur Appetit- und Verdauungsanregung
30 g Wermutkraut in 750 ml Weißwein ansetzen, 10 Tage stehen lassen. 1 Schnapsgläschen vor oder nach den Mahlzeiten trinken.

Fertigpräparate: Wermut, naturreiner Heilpflanzensaft (Schoenenberger)

Küchentipp

Frisch oder getrocknet: In sparsamer Menge ist das stark würzige Kraut zum Mitkochen in deftigen Suppen, Eintöpfen, fetten Braten wie Hammel oder Eisbein geeignet.

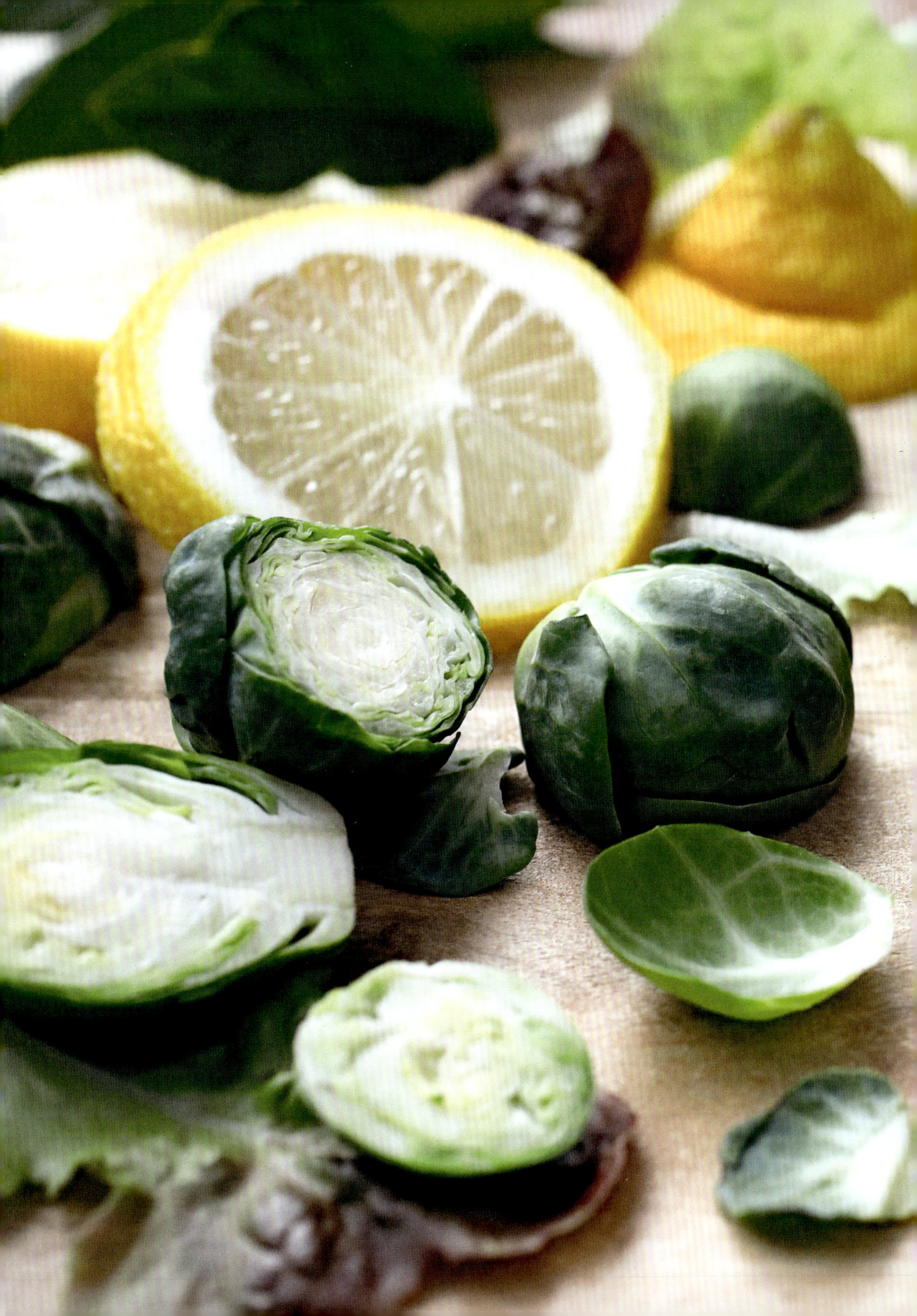

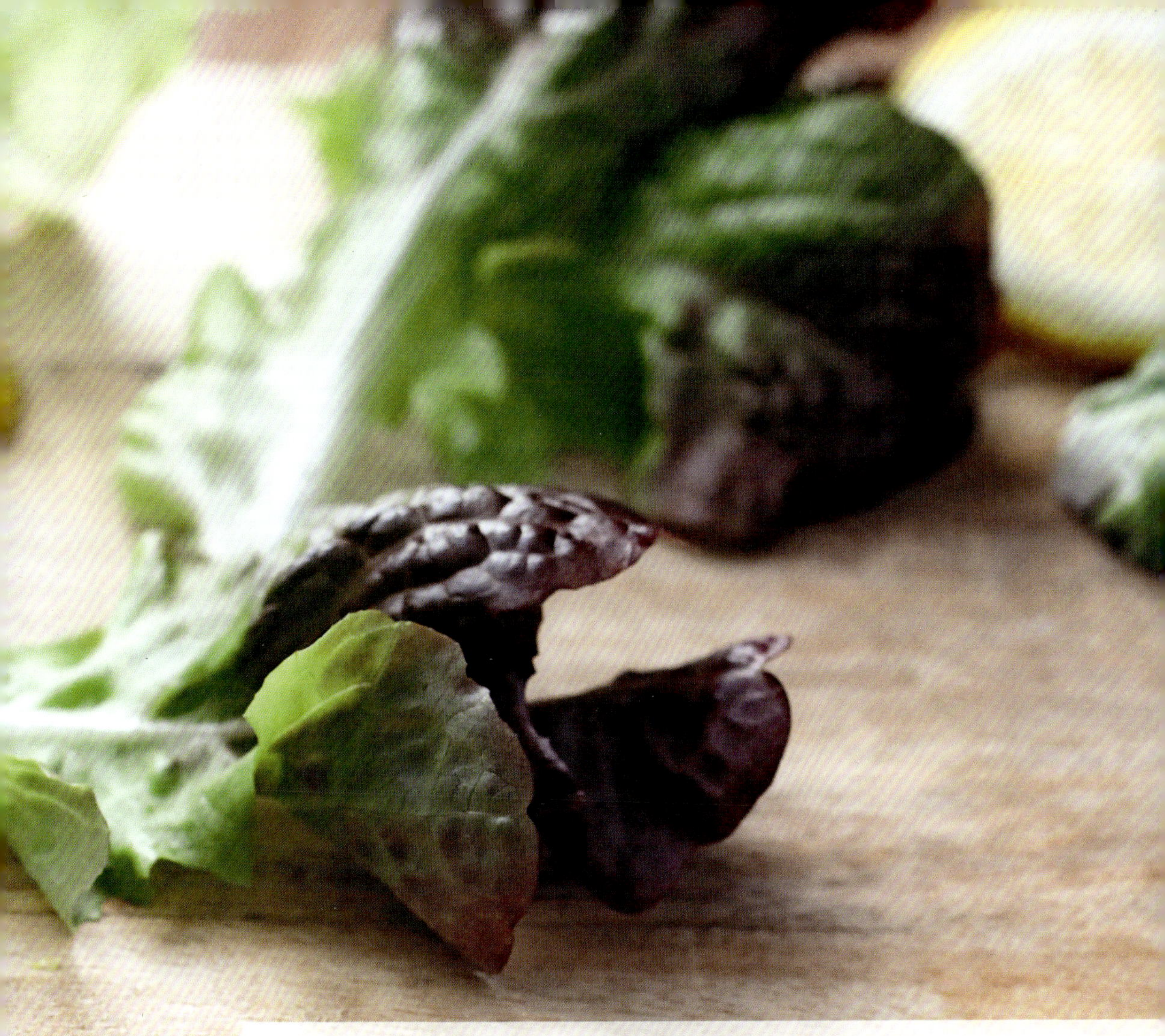

BITTERSTOFFE GENIESSEN UND BESCHWERDEN BEHANDELN

BITTERES GENIESSEN LERNEN – GEMÜSE, FRÜCHTE, KRÄUTER

Sie schmecken zwar nicht jedem Gaumen, sind aber urgesund. Bittere Geschmackskomponenten stecken in vielen Lebensmitteln. Die Palette reicht von mild bitter schmeckenden grünen Salat- oder Kohlsorten wie Rosenkohl und Grünkohl bis hin zu kräftig bitteren Aromen, wie sie im Radicchio oder Beifußkraut vorkommen. Auf den folgenden Seiten finden Sie eine Auswahl an Lebensmitteln mit gesunden Bitterstoffen und einige Rezepte zum Ausprobieren. Die Palette ist bunt und umfasst Salate, Gemüse, Früchte und Kräuter.

DA HABEN WIR DEN SALAT!

Vielleicht möchten Sie sich erst an den bitteren Geschmack herantasten, dann können Sie die bitteren Salatpflanzen mit einer fruchtigen Geschmacksnote kombinieren. Mandarinen- und Orangenstücke passen zu fast allen Blattsalaten, auch grob geraspelte Äpfel können Sie mit untermischen. Das Bittere in den Salaten können Sie mit einer Joghurt-Marinade abmildern.

Salat gibt es für jeden Geschmack.

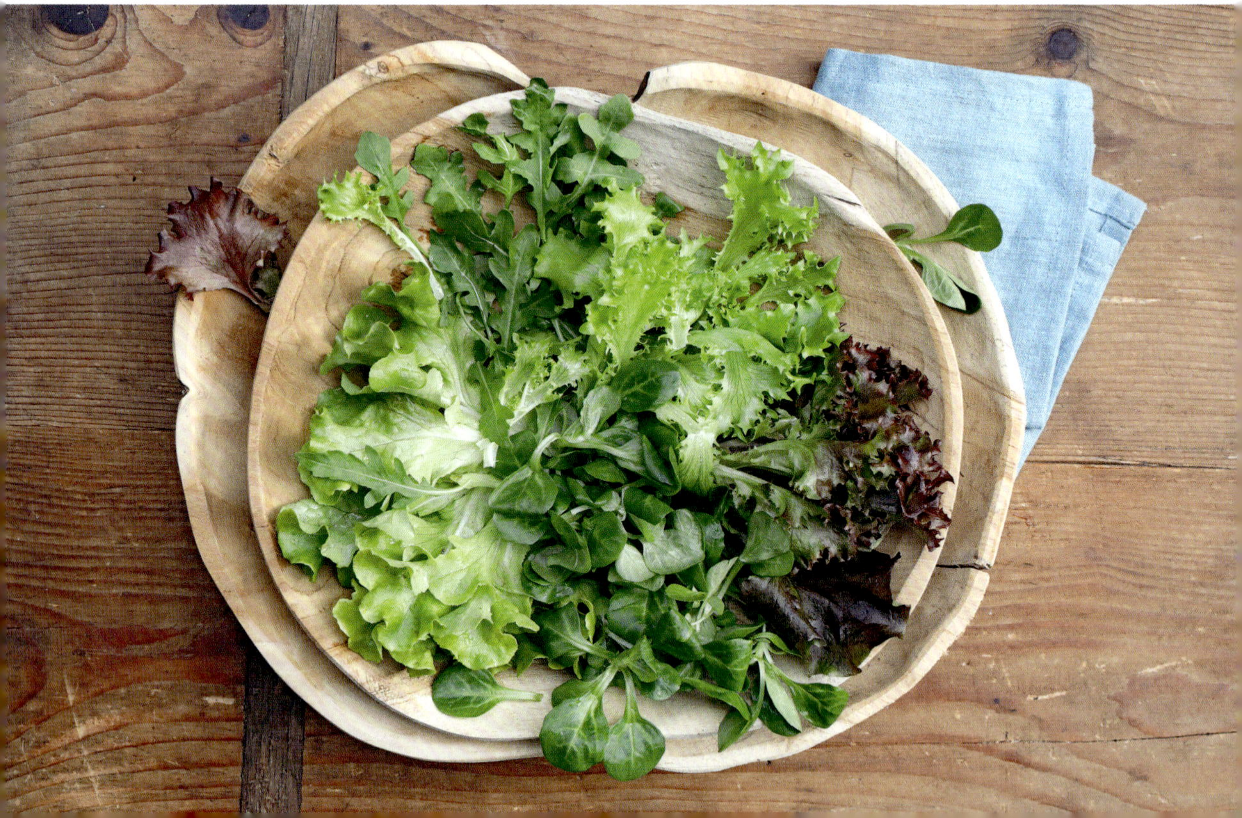

Lattichsalate (Kopf-, Eisberg-, Bataviasalat; Lollo rosso & bionda)

Die Varietäten sind in Form und Farbe mittlerweile auf mehrere Dutzend angewachsen. Ihr Kennzeichen ist der milchige Saft, den die Blätter beim Anschnitt absondern. Darin enthalten sind milde Bitterstoffe wie etwa Lactucin, Mineralstoffe und Spurenelemente, eine Reihe von Vitaminen und Chlorophyll.

Lattichsalat mit Gänseblümchen

Zutaten für 2–3 Personen

- ½ Lollo Rosso
- 1 kleiner Kopfsalat
- 2 Karotten
- 2 Lauchzwiebeln
- 1 Schalotte
- 3 EL Walnussöl
- 2–3 EL Apfelessig
- 1 Prise Zucker
- Salz, Pfeffer
- Würzkräuter aus dem Garten (Petersilie, Giersch, Sauerampfer)
- einige frisch gezupfte Gänseblümchen

Salate putzen, waschen, in mundgerechte Stücke zupfen und auf Tellern anrichten. Karotten waschen und fein raspeln. Lauchzwiebeln in feine Röllchen schneiden. Schalotte abziehen und fein würfeln. Karotten, Lauchzwiebeln und die Schalotte mischen und über die Salate verteilen. Öl mit Essig, Zucker, Salz und Pfeffer zu einem Dressing verrühren. Kräuter abbrausen, trocken schütteln und klein hacken. Zusammen mit den Gänseblümchen über dem Salat verteilen und servieren.

Endiviensalat

Botaniker unterscheiden zwischen Lattich- und Zichoriensalaten. Während die Lattiche den leicht bitteren Milchsaft ausscheiden, haben Zichoriensalate in allen Pflanzenteilen Bitterstoffe in unterschiedlichen Mengen.

Endivie (Winterendivie, Eskariol) ist bei uns schon lange als typischer Herbst-Wintersalat verbreitet, der bis in den November im Freiland stehen kann. Seine gekräuselten oder gefiederten Blätter und Farbnuancen von hell- bis dunkelgrün machen ihn zu einem besonders dekorativen Blattgemüse. Die angenehm bittere Geschmacksnote wird durch Lactucin und Lactucopikrin begründet, hinzu kommen Flavonoide, Vitamine der B-Gruppe, Vitamin A-Vorstufen, Mineralstoffe wie Kalium, Kalzium und Eisen. Endivie kann roh oder gedünstet gegessen werden.

Endiviensalat mit Kartoffeln

Zutaten für 2–4 Personen (Beilage oder Hauptgericht)

- 1 Kopf Endiviensalat, verlesen, gewaschen und trocken geschleudert
- 10 kleine festkochende Kartoffeln, gekocht und gepellt
- 2 EL Sesammus
- Saft einer unbehandelten Zitrone, 4–6 EL Olivenöl
- 2 mittelgroße Knoblauchzehen
- Salz, Pfeffer, Petersilie oder kleingeschnittene Löwenzahnblätter

Die Salatblätter übereinanderlegen, feine Streifen abschneiden und in eine große Salatschüssel geben. Die gepellten und noch warmen Kartoffeln in Scheiben schneiden und noch warm über den Salat geben.

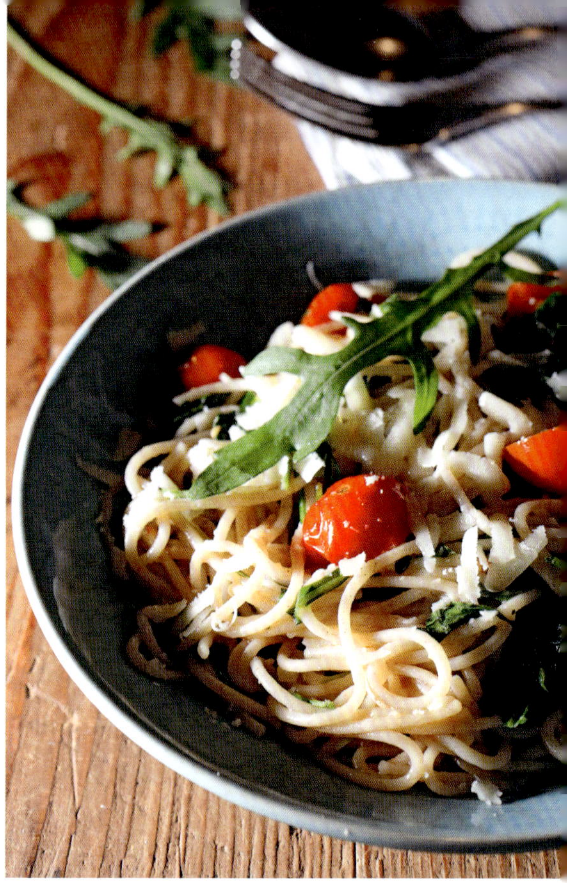

Vollkorn-Spaghetti mit Rucola

Aus Sesammus, Zitronensaft, Olivenöl, Salz, Pfeffer und Kräutern eine Marinade herstellen, über den Salat geben, alles gut durchmischen und gleich servieren.

Rucola

Rucola, Salatrauke oder Senfrauke sind alles Synonyme für ein Kreuzblütengewächs, welches ursprünglich aus dem Mittelmeergebiet stammt und seit dem Mittelalter auch in unseren Gärten wächst. Die gezackten und dem Löwenzahn ähnlichen Salatblätter haben einen bitteren und gleichzeitig scharf-nussigen Geschmack. Die bitteren Senföle (Glucosinolate) sind wertvolle sekundäre Pflanzenstoffe, die nicht nur die Lebertätigkeit anregen, sondern auch Mikroben das Leben schwer machen; hinzu kommen Beta-Carotin, Vitamin C und Folsäure sowie Mineralstoffe (Kalium, Kalzium).

Vollkorn-Spaghetti mit Rucola

Zutaten für 2 Portionen

- 200 g Vollkornspaghetti
- 1 Bund Rucola, gewaschen, abgetropft und grob geschnitten
- 10 Kirschtomaten
- 3 EL Olivenöl
- 2 EL Parmesan
- 2 Knoblauchzehen
- Salz, Pfeffer aus der Mühle
- 125 ml Gemüsebrühe

Die Spaghetti in einem großen Topf mit viel Salzwasser al dente kochen und in einem Sieb abtropfen lassen. Den Knoblauch schälen und fein hacken, die Tomaten überbrausen und halbieren.

Das Öl in eine Pfanne Öl geben, den Knoblauch andünsten und die Tomaten zugeben. Mit der Gemüsebrühe ablöschen, mit Salz und Pfeffer würzen. Den Rucola und die Pasta einrühren, mit Parmesan bestreuen und gleich servieren.

Chicorée

Chicorée – mancherorts auch Brüsseler Endivien genannt – ist eine Zuchtform der wilden Zichorie (Wegwarte). Erst Mitte des 19. Jahrhunderts wurde er eher zufällig durch einen Gärtner des Botanischen Gartens in Brüssel „entdeckt", als er in einem Keller gelagerte Zichorienwurzeln fand, die nochmals ausgetrieben haben und helle Sprossen bildeten. Seither wird Chicorée als Rohkost gegessen, gedünstet oder gebraten. Die Blattrosette bleibt blassgelb, da sie im Dunkeln wächst und sich so kein Chlorophyll bilden kann. Dadurch bildet die Pflanze jedoch mehr von dem Bitterstoff Lactupikrin. Die meisten Bitterstoffe sitzen im Mittelkeil am Sprossende. Chicorée ist zudem reich an dem darmfreundlichen Ballaststoff Inulin, hinzu kommen Kalium, Magnesium, Kalzium und Zink, Vitamine der B-Gruppe und Vitamin C. Nach Durchfällen oder entzündlichen Darmerkrankungen kann gedünsteter Chicorée einen verträglichen Übergang zu kräftiger Nahrung bilden.

Vegetarisches Chicoréegratin

Zutaten für 4 Personen

- 4 Chicoréesprosse
- 1 EL Mehl
- 2 EL zimmerwarme Butter
- 125 ml Sahne
- 100 g frisch geriebener Bergkäse oder Pecorino
- 2 mittelgroße Eier
- Meersalz, Pfeffer aus der Mühle, Muskatnuss zum Abschmecken, einige junge Löwenzahnblätter

Den Chicorée waschen und längs vierteln. Einen Topf mit Salzwasser zum Kochen bringen, den Chicorée einlegen und zugedeckt rund 5 min kochen lassen. Mit einem Schaumlöffel herausnehmen, abtropfen lassen und in eine hitzebeständige und ausgebutterte Form legen.
Aus Mehl und Butter eine Mehlschwitze herstellen und hellgelb rösten. Inzwischen den Backofen auf 200 °C vorheizen. Vom Chicorée-Kochwasser 350 ml abmessen und mit einem Schneebesen kräftig unter die Mehlschwitze schlagen.
Die Soße auf kleiner Hitze 10 min weiter köcheln lassen. Nun die Soße vom Herd ziehen, Sahne und Käse kräftig unterrühren, zum Schluss auch die Eier. Dann die Soße mit Salz, Pfeffer und geriebenem Muskat abschmecken und über dem Gemüse verteilen. Die Form auf mittlerer Schiene in den Ofen schieben und knapp ½ Stunde backen, bis die Oberfläche eine goldgelbe Farbe hat und knusprig ist.
Vor dem Servieren können Sie noch einige junge Löwenzahnblätter zupfen, grob hacken und über das Gratin streuen.

Radicchio

Rote Salatblätter gibt es eher selten; Radicchio bildet da eine Ausnahme. Auch die faustgroßen, dunkel- bis violettfarbenen Köpfe sind eine Kulturform der Zichorie. Der erste bekannte Anbau wurde im 16. Jahrhundert in Italien betrieben, erst seit den 1980er-Jahren wird Radicchio vermehrt in Deutschland angebaut. Bei uns beginnt die Ernte erst im November, weshalb er nur in den Wintermonaten Saison hat. Durch Importe und Unterglasanbau findet er sich jedoch fast ganzjährig im Handel. Seine Bitterstoffe sorgen für einen einzigartigen Geschmack und Wohlbefinden. Auch der hohe Anteil an Vitamin C, B-Vitaminen, Kalium und Kalzium wirkt positiv auf Stoffwechsel und Immunsystem. Wegen des hohen Bitteranteils mischen ihn viele Menschen mit anderen milderen Blattsalaten.

Penne mit Radicchio

Zutaten für 2 Personen

- 1 kleiner Kopf Radicchio
- 200 g Penne-Nudeln (Vollkorn)
- 1 kleine Bio-Orange
- 2 Schalotten
- 1 Knoblauchzehe
- 1 EL gehackte Pinienkerne
- Salz, Pfeffer aus der Mühle
- Olivenöl
- 50 g geriebener Parmesan

Radicchio putzen und grob schneiden, Schalotten und Knoblauch fein schneiden. Penne in reichlich Salzwasser al dente garen. Pinienkerne ohne Fett in einer Pfanne rösten, herausnehmen. Das Öl erhitzen, Schalotten und Knoblauch darin andünsten. Nun den Radicchio zugeben und mitdünsten. Mit den Saft der Orange ablöschen, einige Orangenzesten zugeben, salzen, pfeffern und etwa 3 min schmoren lassen.
Nun die Penne zugeben, alles durchmischen, auf zwei Teller verteilen und gleich servieren.

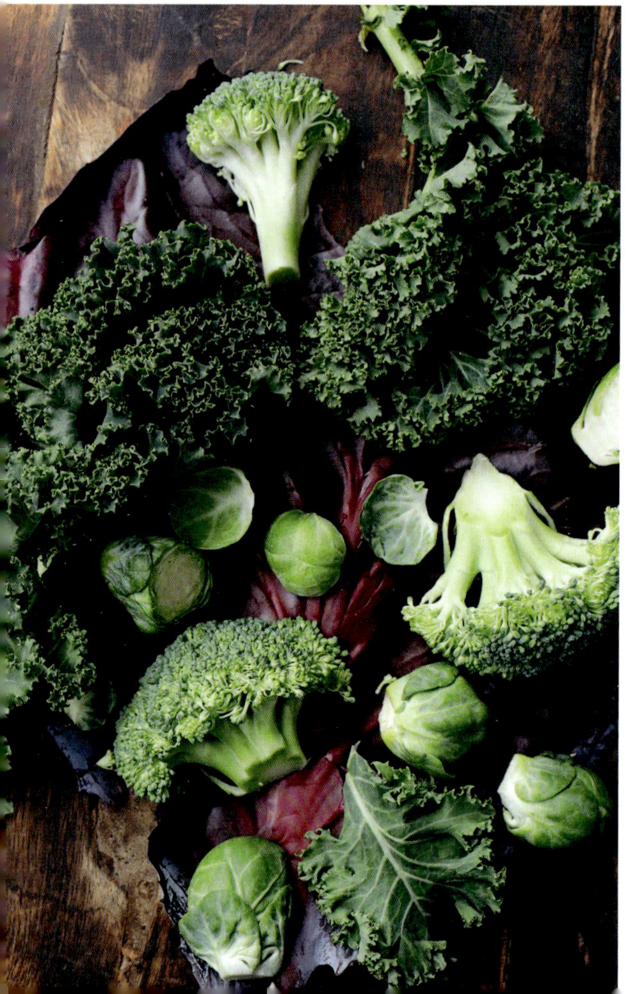

GENÜSSLICH „KOHLDAMPF SCHIEBEN"

Die runden, prallen Kohlsorten, wie wir sie heute kennen, stammen von Wildkohlarten mit locker angeordneten Blättern ab. Diese wachsen noch heute im Mittelmeerraum und an der Nordseeküste. Erst durch eine Jahrtausende alte Kultur entstand eine Vielfalt an Kohlgemüsesorten. Sie waren in den letzten Jahrhunderten unentbehrlicher Bestandteil unseres Speiseplans. Das „Arme-Leute-Essen" galt jedoch vielfach als muffig, bitter und fett. Wer keinen Kohl mochte und trotzdem den Hunger stillen wollte, schob „Kohldampf". Damit soll jetzt Schluss sein. Neue Rezepte mit alten Sorten, die durch den industriellen Anbau in Vergessenheit geraten waren, werden gerade wiederentdeckt. Alle haben sie gemein, dass sie eine bittere Note und eine etwas grobe Struktur behalten.

Grünkohl

Er kommt im Wuchs dem Wildkohl noch ziemlich nahe. Grünkohl ist ein ideales Wintergemüse und wird nach dem ersten Frost geerntet. Immer öfter wird er als heimisches Superfood bezeichnet. Neben Eisen und pflanzlichem Eiweiß enthält er doppelt so viel Vitamin C wie die Zitrone, etwa so viel Kalzium wie 100 ml Milch, reichlich Beta-Carotin und weitere Vitalstoffe. Die Stoffgruppe der Senfölglycoside bewirkt, wie bei anderen Kohlsorten auch, den bitteren Geschmack. Statt ihn mit fettreicher Grützwurst zu servieren, habe ich mich für ein modernes Rezept entschieden.

Kohl ist unglaublich vielfältig.

Grünkohl-Smoothie

Zutaten für 2 Personen

- 150 g Grünkohl
- 2 Bio-Orangen
- 1 Banane
- 1 TL Ingwer
- 250 ml Mineralwasser

Grünkohl gründlich putzen, blanchieren, abgießen, kalt abschrecken und in Stücke hacken. Die Orangen samt weißer Haut abschälen, kleinschneiden und den austretenden Saft auffangen. Banane und Ingwer schälen, ebenfalls kleinschneiden. Alle Zutaten in den Mixer geben, mit Mineralwasser auffüllen und fein mixen. Auf 2 große Gläser verteilen und sofort servieren.

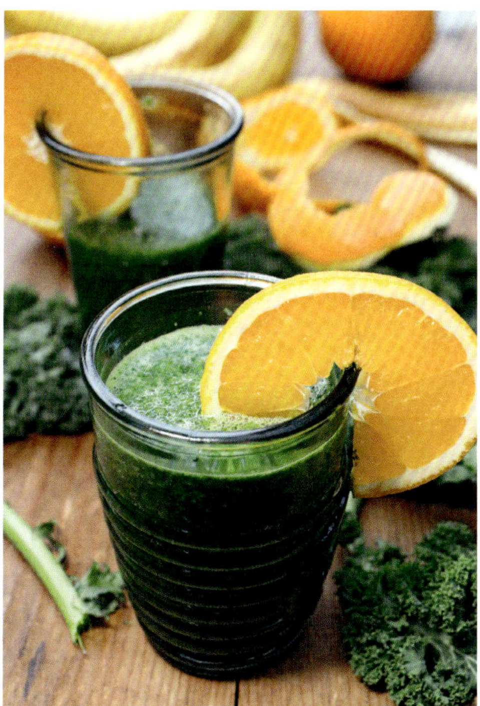

Grünkohl-Smoothie – grüner geht's nicht.

Brokkoli

Für viele Kinder ist Brokkoli ein Lieblingsgemüse. Am ehesten ähnelt er dem Blumenkohl, mit dem er auch eng verwandt ist, jedoch hat Brokkoli eine frische grüne Farbe. In beiden Fällen stehen an einer gestauchten und fleischig verdickten Sprossachse Blütenknospen. Wenn Sie kein Fan des typischen Kohlgeschmacks sind, können Sie sich vermutlich eher mit dem feiner schmeckenden Brokkoli anfreunden. Auch er punktet mit Vitamin C und, wie alle anderen Kohlsorten auch, mit Vitamin K. Der Gehalt bioaktiver Senfölglykoside (Glucosinolate) ist in jungen Sprossen höher als im Brokkolikopf. Der Strunk lässt sich übrigens mitessen, schmeckt allerdings nur bei frisch geernteten Pflanzen zart.

Brokkoli-Tomaten-Salat

Zutaten für 2 Personen

- 1 Brokkoli, etwa 400 g
- 200 Cocktailtomaten
- 3 getrocknete und eingelegte Tomaten
- 1 kleine Zwiebel oder 2 Frühlingszwiebeln
- 1 Knoblauchzehe
- 1 EL Olivenöl
- 1 EL Balsamico-Essig, hell
- Salz, Pfeffer aus der Mühle
- nach Gusto: 8 schwarze Oliven oder Feta-Käse

Den Brokkoli putzen, in kleine Röschen teilen, in Salzwasser blanchieren, herausnehmen und abtropfen lassen. Er sollte noch Biss haben. Zwiebeln oder Frühlingszwiebeln in Ringe und die eingelegten Tomaten in kleine Stücke schneiden. Den Knoblauch abziehen und fein hacken. Die Cocktailtomaten waschen und halbieren.

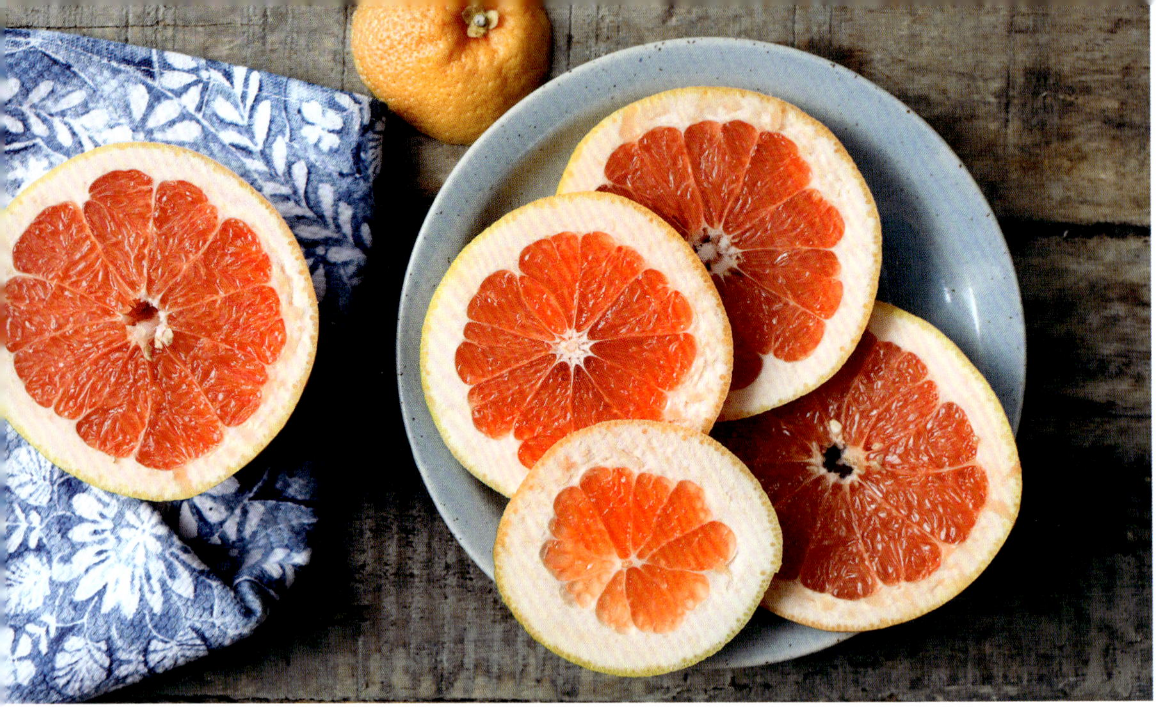

Auch was fürs Auge: Pink Grapefruit.

Alle Zutaten zusammen mit den abgekühlten Brokkoliröschen in eine Schüssel geben.
Ein Dressing aus Olivenöl, Balsamico, Salz und Pfeffer herstellen, darüber geben und mit dem Gemüse vermischen. Nach Belieben Fetakäse-Würfel oder Oliven darüber geben.

Rosenkohl

Er zählt zu den jüngeren Kohlarten und wird erst seit dem 19. Jahrhundert angebaut. Die kleinen Röschen – genau genommen sind es Knospen – wachsen um einen kräftigen Stängel herum, der bis zu 1 m hoch wird. Nach den ersten Frösten schmeckt Rosenkohl feiner. Sein Vitamin-C-Gehalt ist überragend, seine Bitterstoffe stecken vor allem in alten Rosenkohlsorten wie etwa 'Groninger' oder 'Hilds Ideal'. Sie unterstützen den Fettstoffwechsel, und die Antioxidantien schützen unsere Zellen. Alle Kohlarten enthalten viele Ballaststoffe, die für eine gesunde Verdauung empfohlen werden.

Rosenkohl mit Muskat-Butter

Zutaten für 2 Personen

- 500 g Rosenkohl
- 1 EL Butter
- 1 kleine Zwiebel, gewürfelt
- Salz, Pfeffer, Muskatnuss
- etwas Fleisch- oder Gemüsebrühe
- 1 TL Petersilie, gehackt

Den Rosenkohl putzen, waschen und abtropfen lassen, große Röschen teilen. Die Butter im Topf schmelzen, Zwiebelwürfel dazu geben und glasig dünsten. Den Rosenkohl dazu geben und unter Rühren 5 min anbraten. Mit Salz, Pfeffer und frisch geriebenem Muskat würzen. Die Brühe angießen und den Rosenkohl darin bei milder Hitze noch 10–12 min dünsten. Den Kohl mit der gehackten Petersilie bestreut servieren.

BITTERE FRÜCHTCHEN

Bitterorangen, Grapefruit, Pomelo, Kumquat oder Quitten haben eine erfrischende Bitternote. Diese Früchte haben im Spätherbst und in der kalten Jahreszeit Saison. Ursprünglich stammen diese Bäumchen aus Süd- und Ostasien. Sie gelangten bereits in der Antike ins Mittelmeergebiet. Während Quitten mittlerweile auch in unseren Gärten gedeihen, können die Zitrusfrüchte bei uns wegen fehlender Frosthärte nur unter Glas überwintern.

Bittere Zitrusfrüchte

Bitterorangen, Pomelo, Kumquat und Grapefruit sind eine gute Vitamin-C-Quelle und enthalten reichlich das Flavonoid Naringin. Der Bitterstoff macht Appetit und senkt das Cholesterin, hat jedoch auch Wechselwirkungen mit einigen Medikamenten wie Cholesterinsenkern, Blutdrucksenkern und Immunsuppressiva. Achten Sie beim Kauf darauf, dass die Fruchtschalen nicht behandelt wurden. So eignet sich die dattelgroße Kumquat zum Snacken zwischendurch, die bittere Grapefruit oder Bitterorangen-Spalten können Sie unter andere Fruchtsalate mischen, und generell eignen sich die Fruchtschalen zum Trocknen. Zerkleinert können Sie damit Kuchen, Desserts oder Quarkspeisen aromatisieren.

Fruchtsalat mit Grapefruit und Bitterorange

Zutaten für 2–4 Personen

- 1 Grapefruit
- 1 Bitterorange
- 1 Apfel, alte Sorte ('Boskoop', 'Goldparmäne', 'Gravensteiner')
- 1 Birne, vorzugsweise alte Sorte ('Alexander Lucas', 'Badische Mostbirne')
- 1 Handvoll Walnusskerne

Apfel und Birne vom Kerngehäuse befreien und in Würfel schneiden. Schalen der Grapefruit und Bitterorange mit einem Messer entfernen, die Fruchtspalten herausschneiden, in mundgerechte Stücke schneiden und den heraustretenden Saft auffangen. Die Walnüsse grob hacken und unter die Früchte mischen. Für eine winterliche Note sorgt eine Prise Zimt.

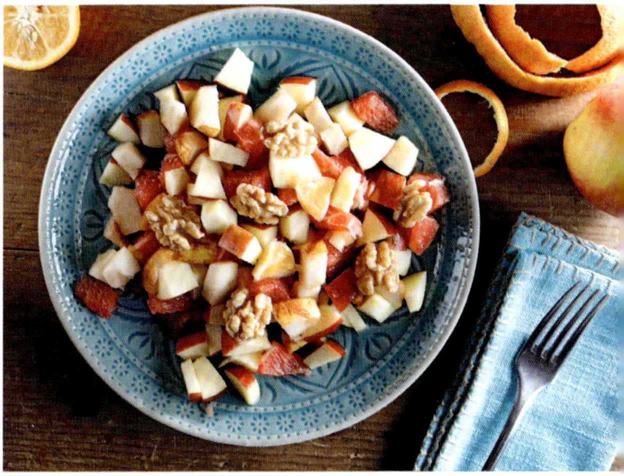

Fruchtsalat mit Grapefruit und Bitterorange.

Quitte

Im alten Griechenland waren Quitten das Symbol für Liebe, Glück, Fruchtbarkeit und Schönheit. Ihr zitronenähnlicher Duft ist einzigartig. Bei der Quitte stecken die meisten Bitterstoffe in der Schale. Roh sind die Früchte meist zu hart und haben einen holzigen Geschmack, ihr angenehmes Aroma entsteht erst durch Garen. Probieren Sie doch mal ein aus Quitten gekochtes Kompott. Das nachfolgende Rezept enthält einen Apfelanteil. Auch Äpfel waren mal ähnlich hart, holzig und bitter wie die Quitte. Durch Zucht entstanden mehr als 2000 wohlschmeckende Apfelsorten. Alte Sorten sind nur herber, doch meist verträglicher für den Darm und den Allergiker, und auch Zimt gehört zu den Gewürzen mit einem Bitteranteil.

Quitten-Apfel-Kompott

Zutaten für 4 Gläser

- 1 kg reife Quitten
- 500 g Äpf el ('Boskoop')
- 200 g Zucker
- 2 TL Ceylon-Zimt
- 1 TL Zitronensaft

Quitten und Äpfel waschen, teilen, das Kerngehäuse entfernen und in mundgerechte Stücke schneiden und mit Zitronensaft beträufeln. In einem Topf geben, etwas Wasser hinzugeben und bei mittlerer Hitze 25–30 min köcheln lassen, bis die Quittenstücke weich sind. Einige mögen es stückig, andere pürieren das Obst ganz oder teilweise.
Mit Zucker und Zimt abschmecken, nochmals aufkochen und noch heiß in die Einmachgläser füllen.

BITTERES AUS GARTEN, WIESE UND GEWÜRZSCHRANK

Auf der Suche nach dem verlorenen Geschmack werden Sie vermutlich kurz vor der eigenen Haustüre fündig. Im Kapitel „Kurzporträts" ab Seite 18 finden Sie Kräuterbeschreibungen zu Andorn (Seite 20), Engelwurz (Seite 28), Löwenzahn (Seite 38), Schafgarbe (Seite 50) oder Wegwarte (Seite 53), von denen Sie allesamt einige Blätter mit unter Blattsalate mischen können. Einen besonderen Stellenwert in der Küche haben jedoch Pflanzen der Gattung *Artemisia*.

Die Artemisien

Diese Pflanzengattung hat ihren Namen von der griechischen Göttin Artemis erhalten. Artemis liebte die Jagd und den Wald und war die Hüterin der Frauen und Kinder. Alle nach ihr benannten Kräuter (es sind um die 300 Arten bekannt) haben eine bittere Komponente und können in der Küche frisch, getrocknet oder gemahlen verwendet werden.

Beifuß und Wermut Sie werden gleichermaßen in der Heilkunde (siehe auch Seiten 23 und 54) wie als Küchenkraut verwendet. Ihr Aroma kommt erst durch lange Garzeiten zur Geltung. Nicht nur zu Weihnachten stopft man mit den Kräutern die fette Gans oder die Ente, um sie bekömmlicher zu machen. Sparsam dosiert, passen sie auch zu anderen fetten Gerichten wie Schweinebraten und Fischgerichten von Karpfen, Aal oder Hering. Wer fleischlos lebt, kann sie mit in deftige Gemüse- und Kartoffelsuppen oder Pilzgerichte geben.

Eberraute In den Bauerngärten stehen häufiger noch duftende, dichtästige Halbsträucher mit graugrünen und gefiederten Blättern. Ihr Geruch ist erfrischend und zitronenähnlich, der Geschmack ziemlich bitter. Mit dem Kraut der Eberraute können Sie beispielsweise einen würzigen Kräuteressig herstellen (2–3 Stängel mit 0,75 l Apfelessig übergießen, 7 Tage durchziehen lassen, das Kraut herausnehmen). Der aromatisierte Essig passt zu jedem Salat oder kann gekochtes Gemüse und Pilzgerichte aufwerten.

Estragon Dieser ist vielen als Würzkraut der französischen Küche bekannt. Er gedeiht in heimischen Gärten, vereinzelt wildert er aus und sucht sich dann sonnige und windgeschützte Standorte. Der Handel bietet verschiedene Varietäten an. Russischer Estragon steht der Wildform nahe und hat deutlich mehr Bitterstoffe als die französische Variante. In der berühmten Sauce Béarnaise, einer gewürzten Butter-Eigelb-Legierung, darf Estragon nicht fehlen. Probieren Sie doch mal Kräuterbutter mit Estragon. Dazu 250 g weiche Butter mit 1 EL zerkleinertem Estragonkraut mischen, wahlweise mit Knoblauch und Salz abschmecken. Die Butter zu einer Rolle formen und zum Aromatisieren von Grillfleisch oder Grillgemüse verwenden.

Noch mehr Würzkräuter ...

Unter den Küchenkräutern mit einem bitteren Anteil gibt es noch eine viel größere Anzahl: So besitzen auch Bohnenkraut, Kerbel, Liebstöckel, Majoran, Melisse, Safran, Wacholder oder Ysop Bitterstoffe, die einerseits jedoch nicht so hoch konzentriert sind wie beispielsweise in den Artemisien, anderseits auch durch andere Komponenten wie ätherische Öle oder Gerbstoffe nicht so deutlich auf der Zunge wahrgenommen werden. Die folgenden vier Würzkräuter werden im Kapitel Kurzporträts noch näher beschrieben.

Galgant Dieser (siehe auch Seite 31) wird manchmal auch als „Thai-Ingwer" bezeichnet. Er ist ein unentbehrliches Gewürz für das Nasi Goreng und scharfe Currys und sollte in keiner Soße auf Kokosmilchbasis fehlen. In Scheiben geschnitten ist er eine gute Würzbasis für klare Brühen oder herzhafte Kartoffelsuppen. Galgantpulver ist manchmal Bestandteil von Lebkuchengewürz, das dem weihnachtlichen Gebäck eine würzige und leicht pfeffrige Note verleiht. Die Hildegard-Anhänger schwören auf die Wirkung auf den Magen oder die Galle. Streuen Sie einfach eine gute Prise Galgantpulver auf ein Butterbrot aus Dinkelmehl gebacken und genießen Sie das feinherbe Aroma.

Ingwer Der (siehe auch Seite 36) ist ein echter Allrounder in der Küche. Seine feine und fruchtige Schärfe passt zu Braten vom Schwein, Rind oder Lamm und Soßen, zum Beizen von Fleisch und Geflügel, feingehackt zu eingelegten Gurken, Kürbis oder süß-sauer-scharfen Chutneys. Pulverisiert ist er vor allem in der

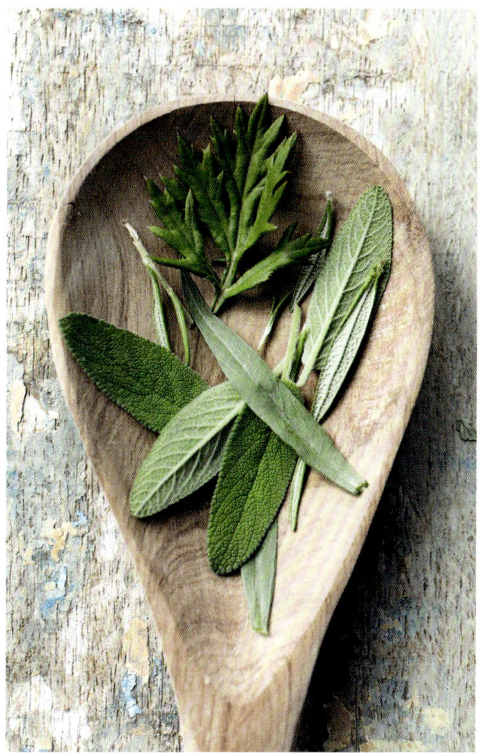

Bringen Geschmack in die Küche: Salbei, Rosmarin, Estragon und Beifuß.

kalten Jahreszeit ein beliebtes Gewürz für Kuchen, Kekse (Ingwerkekse), Lebkuchen wie auch Schokoladen. Wenn im Spätherbst und Winter die Kälte in den Gliedern sitzt, kann eine Ingwerbrühe ein wahrer Segen sein: Kochen Sie für 2 Personen 1 l Hühner- oder Markknochenbrühe (alternativ Gemüsebrühe). Geben Sie ½–1 TL frisch geriebenen Ingwer hinzu und lassen Sie das Gewürz etwa 5 min durchziehen. Die Brühe möglichst warm trinken – und alsbald werden Sie eine angenehme Wärme im ganzen Körper fühlen.

Rosmarin Ob getrocknete Nadeln oder gleich einen frischen Zweig davon verwendet: Rosmarin (siehe auch Seite 47) hat ein kräftiges Aroma und muss sorgsam dosiert werden. Fast alle Gerichte auf der Basis von Tomaten können Sie mit Rosmarin verfeinern. Pastasoßen schmecken besonders gut mit Rosmarin – oder Ofenkartoffeln, mit kleinen Zweiglein überbacken. Zur Herstellung von Kräutersoßen, -butter, Ölauszügen und Essig wird er ebenfalls gebraucht.

Salbei Die Karriere des Salbeis (siehe auch Seite 48) als Küchenkraut begann bei uns bereits im Mittelalter, wo man vor allem fette Speisen wie Gans, Ente, Wild und fette Würste, aber auch Bier und Wein damit würzte. Legendär sind italienische Gerichte wie Saltimbocca alla romana (gebratene Kalbsschnitzel mit Schinken und Salbei), Nudelgerichte oder Gnocchi mit gebratenem Salbei beziehungsweise Salbeibutter. Um die Bekömmlichkeit fetter Speisen zu erhöhen, können Sie in den letzten Minuten der Garzeit einige Salbeiblätter zugeben und sie alsbald entfernen.

Wildkräuter mit Bitteranteil

Die Zahl der essbaren Wildkräuter in Mitteleuropa wird auf circa 2000 geschätzt. Unter ihnen sind eine Reihe von Arten mit einem Bitteranteil. (Hinweis: In der Klammer wird zur besseren Unterscheidung der Gattungsname angegeben, wegen der großen Vielzahl an Arten und Varietäten jedoch der Artname und die Unterart weggelassen.) Darunter befinden sich: Alant (*Inula*), Bocksbart-Arten (*Tragopogon*), Engelwurz (*Angelica*, siehe auch Seite 28), Ehrenpreise (*Veronica*), Frauenmantel (*Alchemilla*), Fingerkräuter (*Potentilla*), Barbarakräuter (*Barbarea*), Betonien (*Betonica*), Ziest (*Stachys*), Wegeriche (*Plantago*), Gundelrebe (*Glechoma*), Günsel (*Ajuga*), Gänseblümchen (Bellis), Veilchen (*Viola*), Kletten (*Arctium*), Hohlzahn-Arten (*Galeopsis*), Karden (*Dipsacus*), Knopf- und Franzosenkräuter (*Galinsoga*), Labkräuter (*Galium*), Taubnesseln (*Lamium*), Wolfstrapp (*Lycopus*), Minzen (*Mentha*), Dost / Oregano (*Oreganum*), Braunellen (*Brunella*), Eisenkraut (*Verbena*), Lattiche (*Lactuca*), Senf (*Sinapis*), Pippau (*Crepis*), Ferkelkräuter (*Hypochaeris*), Milchkräuter (*Leodonton*), Schaumkräuter (*Cardamine*), Wiesenknopf (*Sanguisorba*), Kamillen (*Matricaria*) wie auch Odermennig (*Agrimonia*, siehe auch Seite 44) oder Schafgarben (*Achillea*, siehe auch Seite 50). Wenige Blätter dieser Kräuter können Sie mit unter Eierspeisen rühren, unter die Füllung für die Ravioli, den Gemüsestrudel oder Hackbraten geben, über die Roh-

Barbarakraut ist seit alters her als Heilkraut bekannt und wird auch in der Küche geschätzt.

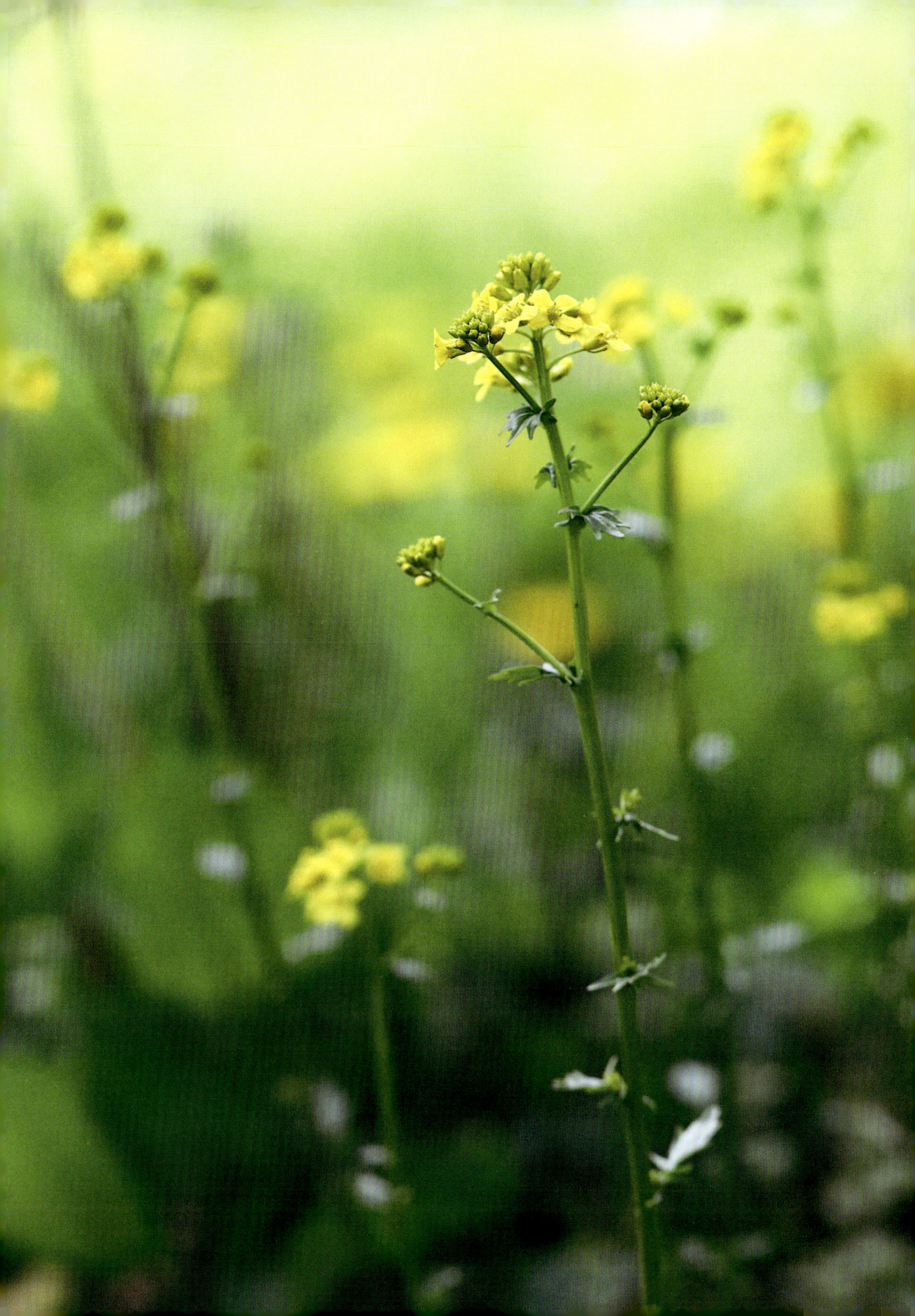

kostplatte streuen, in die Suppe, den Auflauf, den Eintopf, den Kräuterquark oder die Kräuterbutter geben.

Bunter Salat aus wilden Kräutern

Zutaten für 4 Personen

- 1 Handvoll Löwenzahnblätter
- 1 Handvoll Blätter und Blüten vom Ehrenpreis
- 1 Handvoll Blätter und Blüten vom Gundermann
- 1 Handvoll Wiesenschaumkraut
- einige Gänseblümchen
- 10 Radieschen, fein geschnitten
- Apfelessig, Sonnenblumenöl
- Salz, Pfeffer

Die Kräuter verlesen, waschen, trocknen und in eine Schüssel geben. Die Radieschenscheiben darüber geben. Aus Salz, Pfeffer, Essig und Öl eine Marinade herstellen, über den Salat geben und vorsichtig unterheben. Den Salat gleich servieren und zu einem Vollkornbaguette oder als Beilage reichen.

NICHT ALLES IST ZUTRÄGLICH

Doch nicht alles, was bitter ist, ist dem Menschen auch zuträglich. Das kommt auch in Redewendungen zum Ausdruck: Jemand ist „bitterböse", jemand geht durch das „bittere Tal der Tränen", es gibt den „bitteren Ernst" usw.

Bitteres kann schädlich und giftig sein: Beispielsweise sind je nach Körpergewicht 5–10 Bittermandeln bei Kindern und zwischen 50 und 60 Bittermandeln bei Erwachsenen bereits tödlich. Sie enthalten Amygdalin, aus dem während der Verdauung giftige Blausäure abgespalten wird. Weniger dieses giftigen Stoffs ist auch in Aprikosenkernen und Samen von Steinfrüchten enthalten. Seien Sie vorsichtig mit bitter schmeckenden Pilzen; darunter gibt es etliche ungenießbare, aber auch giftige Pilze wie etwa den Gallenröhrling (ungenießbar), den Grünblättrigen Schwefelkopf (giftig) oder auch Trichterlingsarten (giftig). Meiden Sie allgemein Kräuter mit bitterem Geschmack, die Sie nicht kennen. Beispiele für teils stark giftige Kräuter mit bitterem Geschmack sind frisches Jakobskreuzkraut, bittere und scharf schmeckende Hahnenfußgewächse, die Beeren des Maiglöckchens und alle Teile des Fingerhuts. Die Vorsichtsregel gilt auch für Gemüse, das anders schmeckt als gewohnt. Wenn beispielsweise Zucchini bitter schmecken, gehören sie auf den Kompost! Das für den bitteren Geschmack verantwortliche Cucurbitacin ist giftig. Zwar wurde dieser Bitterstoff aus modernem Saatgut herausgezüchtet, doch können die Pflanzen durch bestimmte Faktoren wie Hitze und Trockenheit wieder Cucurbitacin bilden. Nach dem Verzehr bitterer Gurken, Zucchini oder Kürbis kann es zu Übelkeit, Erbrechen, Krämpfen bis hin zu blutigen Durchfällen kommen.

MEDIZIN MUSS BITTER SCHMECKEN!

Auf den folgenden Seiten erfahren Sie, wie Sie Bitterkräuter für Heilzwecke richtig anwenden. Für spezifische Beschwerden habe ich Rezeptvorschläge ausgearbeitet. Bitterkräuter sind in der Regel gut verträglich und für Groß und Klein geeignet. Das für Ihre Bedürfnisse optimale Bittermittel berücksichtigt Ihren Gesundheitszustand, Ihre Bedürfnisse. Die nachfolgenden Hinweise beantworten schon einmal die häufigsten Fragen zur Einnahme. Sollten Sie jedoch in puncto Heilpflanzen nicht ganz sattelfest sein, dann holen Sie am besten den Rat eines kräuterkundigen Heilpraktikers, Arztes oder Apothekers ein.

BITTERKRÄUTER RICHTIG ANWENDEN

Frisch oder getrocknet? Sie können Pflanzenteile mit bitteren Kräutern frisch oder getrocknet verwenden. Da jedoch die Trocknungsbedingungen den Bitterwert beeinflussen, sollten die Pflanzenteile schonend bei etwa 40 °C getrocknet werden.

Heiß oder kalt? Kalte Zubereitungen sind manchmal die bessere Zubereitungsvariante als heiße. Einige bittere Substanzen reagieren empfindlich auf Hitze. Dadurch kann der Bitterstoffgehalt beeinträchtigt werden. Tinkturen, Säfte, Weine, Aperitifs und Digestifs bieten sich als schonende Zubereitungsweise an. Einen mit bitteren Kräutern zubereiteten Tee sollten Sie mit siedendem statt mit kochendem Wasser überbrühen.

Besser nicht süßen Sie sollten Tee mit Bitterkräutern nicht süßen, denn die Geschmacksrezeptoren für bitter auf der Zunge aktivieren bereits die Verdauungssäfte. Ansonsten würden durch die Süße zu wenig Verdauungssäfte angeregt werden. Eine Ausnahme bildet die Süßholzwurzel; davon können Sie ein kleines Stück zum bitteren Tee geben.

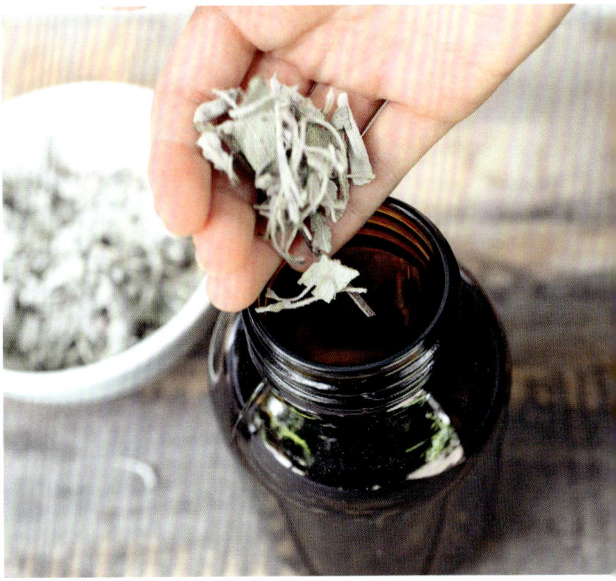

Schonende Trocknung ist bei Bitterkräutern wichtig.

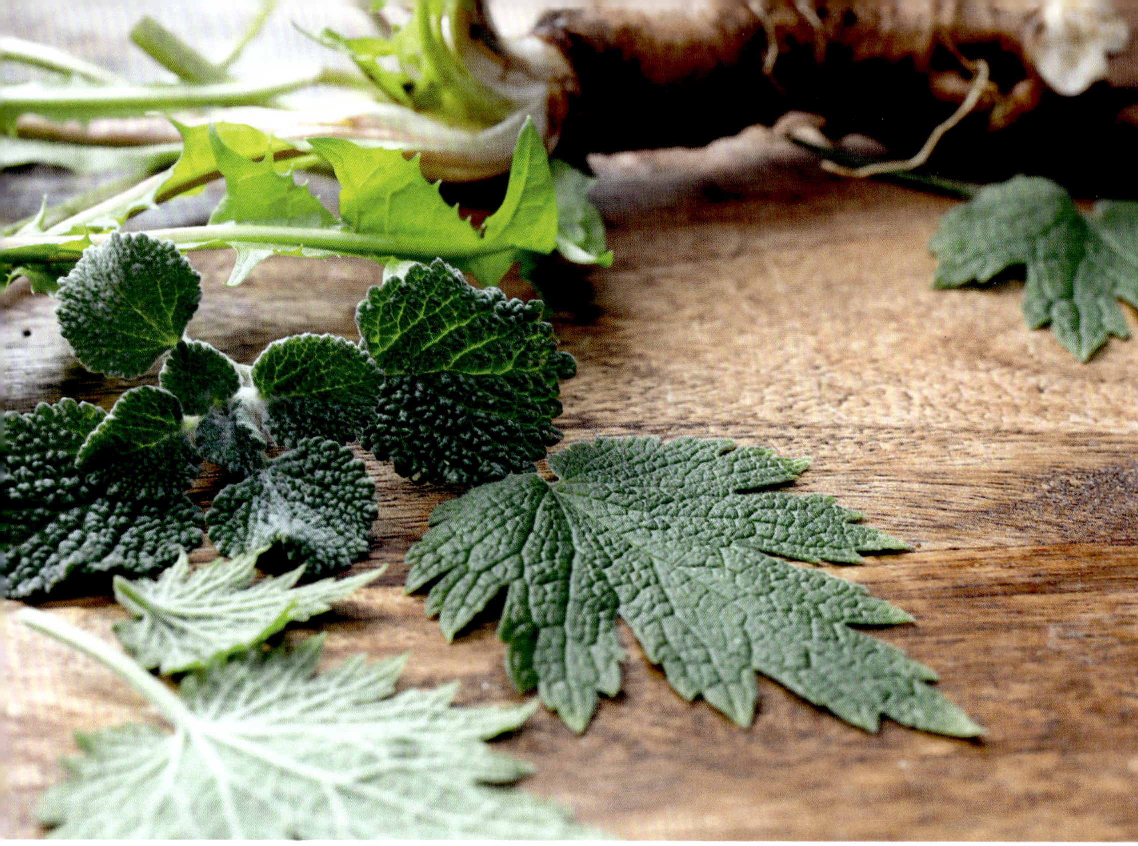

Bitterstoffe am besten 20–30 min vor oder nach dem Essen einnehmen.

Dosierung anpassen Egal ob als Tee, Tinktur, Extrakt, Frischpflanzensaft oder Fertigarznei: Jede Bitterstoffpflanze besitzt ihr spezifisches Wirkprofil, weshalb auch die Höhe der Dosis angepasst werden muss. Soweit nicht anders angegeben, gelten alle Dosierungsempfehlungen für ansonsten gesunde Erwachsene. Bei sensitiven Menschen können jedoch niedrigere Dosierungen angebracht sein, um den Widerwillen oder gar einen Brechreiz zu vermeiden.

Wie lange einnehmen? Vielleicht bekommen Sie Lust darauf, mehr bitterstoffhaltiges Gemüse in den Speiseplan einzubauen und möchten nicht mehr auf die tägliche Dosis von bitterem Gemüse oder Obst verzichten. Das ist völlig in Ordnung. Einige Menschen bemerken schon nach der ersten Einnahme eine Verbesserung des Befindens, beispielsweise weil das Völlegefühl nach dem Essen ausbleibt oder weil sie sich einfach leichter und wacher fühlen, andere müssen die Verdauungsorgane erst einige Tage lang aktivieren.

Bei anhaltenden Verdauungsbeschwerden können bittere Zubereitungen aus der Naturheilkunde in die Therapie eingebunden werden – zum Beispiel in Form einer Bitterstoff-Kur. Dazu nehmen Sie 3–5 Wochen lang bis zu 3-mal täglich eine geeignete Rezeptur ein. Nach dieser Einnahmezeit sollte diese gewechselt werden, um einer Gewöhnung vorzubeugen.

Wann einnehmen? Damit die Bitterstoffe ihre positive Wirkung auf die Verdauung entfalten können, nimmt man sie vor oder nach dem Essen ein: Werden sie 20–30 min vor dem Essen eingenommen, bereiten sie das Verdauungssystem optimal auf die Nahrungsverarbeitung

vor und fördern den Appetit; 20–30 min nach dem Essen unterstützen sie bei Völlegefühl, Blähungen oder Bauchschmerzen, sodass Sie sich schnell wieder aktiv und weniger abgeschlagen fühlen.
Behalten Sie die bittere Flüssigkeit für 1–2 min im Mund, ehe Sie schlucken, das aktiviert die Speicheldrüsen.

Nebenwirkungen

Zubereitungen aus Pflanzen mit bitteren Anteilen sind in der Regel gut verträglich. Da Bitterstoffe jedoch die Verdauungsorgane anregen, die daraufhin effizienter arbeiten, kann sich bei manchen Menschen eine Entgiftungsreaktion – beispielsweise in Form von leichten Kopfschmerzen – bemerkbar machen, die aber in der Regel nach wenigen Tagen vorübergeht. Reduzieren Sie dann die Dosierung auf das Ihnen verträgliche Maß.
Bei empfindlichen Personen können die Bitterstoffe zu Beginn abführend wirken oder zu Bauchschmerzen und Übelkeit führen. Auch in diesem Fall tasten Sie sich daher langsam an die Dosis heran, die Ihnen gut bekommt.
Viel hilft nicht immer viel: Zu hohe Dosierungen führen zu gegenteiligen Effekten wie einer Appetithemmung oder weniger Ausschüttung von Verdauungssekreten.

Besser verzichten

Nehmen Sie bittere Stoffe nicht ein, wenn Sie an einem Magen- oder Zwölffingerdarmgeschwür leiden. Das reizt die ohnehin angegriffenen Schleimhäute noch mehr.
Sollten Sie zu den Menschen gehören, die zu viel Magensäure bilden – was sich beispielsweise als Sodbrennen zeigen kann –, dann können sich die Symptome einer Magenübersäuerung verschlimmern. Lesen Sie dazu auch die Hinweise auf Seite 99ff.
Meiden Sie Kräuter mit hohem Bitterwert bei Gallensteinleiden. Durch die Bitterstoffe können Gallensteine in Bewegung kommen. Gallengrieß und kleine Steinchen werden dadurch auf natürliche Weise entfernt – das ist schon mal sehr positiv. Probleme bereiten in der Regel mittelgroße und scharfkantige Steine, die in den Gallenwegen steckenbleiben und Koliken auslösen können.
Beachten Sie bitte bei alkoholischen Tinkturen, aber auch bei Getränken wie Magenbitter, den Alkoholgehalt. Verwenden Sie zum Frühstück und Mittagessen bevorzugt Tee oder wässrige Auszüge.
Schwangere oder stillende Frauen sollten keine alkoholischen Präparate einnehmen. Für alkoholkranke Menschen sind diese Lösungen tabu. Eine Alternative sind Zubereitungen mit Apfelessig.

Wechselwirkungen mit Medikamenten

Da es unterschiedliche bittere Substanzgruppen gibt, sind Wechselwirkungen nicht ausgeschlossen. In der Regel haben die bitteren Substanzen keine Wechselwirkung mit Medikamenten. Eine Ausnahme bildet ein Inhaltsstoff der Grapefruit oder der Pomelo: Der Bitterstoff Naringin kann die Wirkung von Arzneistoffen verändern. Ein Zwischenprodukt von Naringin verzögert die Verstoffwechselung bestimmter Arzneistoffe, was deren Wirkspiegel erhöht. Dazu gehören Cholesterinsenker (Statine), Blutdrucksenker und Antihistaminika.

BESCHWERDEN BEHANDELN

Im folgenden Abschnitt des Buches finden Sie – übersichtlich gegliedert nach Krankheitsbildern – umfangreichere Rezepte, die besonders für erfahrene Kräuteranwender und Menschen mit spezifischen Beschwerden hilfreich sind.

BAUCHSPEICHELDRÜSENERKRANKUNGEN – UNTERFUNKTION, ENTZÜNDUNG

Kurz erklärt Die Bauchspeicheldrüse (medizinisch Pankreas) liegt gut versteckt zwischen Milz, Leber und Magen, ist nur 15 cm lang und 5 cm breit. Jedoch erfüllt sie gleich zwei wichtige Aufgaben: Einmal produziert sie Verdauungssäfte, die für die Aufschlüsselung von Nahrung notwendig sind (exokrine Funktion), und zum anderen steuert sie die Blutzuckerzuckerregulation (endokrine Funktion). Die exokrinen Drüsen produzieren täglich rund 1,5 l enzymhaltiges Sekret, das die Nahrung in kleinste Bausteine zerlegt, da diese nur so aus dem Darm ins Blut aufgenommen werden kann: Lipasen zur Spaltung von Fetten, Proteasen zur Spaltung von Eiweißen und Amylasen zur Spaltung von Kohlenhydraten. Kurz vor der Einmündung in den Zwölffingerdarm gesellt sich zu dem Bauchspeicheldrüsensekret der Gallensaft, der aus der Leber kommt.

In der Bauchspeicheldrüse verstreut verteilen sich in kleinen Inseln Zellen (Langerhans-Inseln), die nach dem Pathologen Paul Langerhans benannt wurden. Sie produzieren Hormone wie Insulin und Glukagon, die wiederum dafür sorgen, dass der Blutzuckerspiegel weder zu hoch noch zu niedrig ist. Eine Erschöpfung oder ein Funktionsausfall dieses Drüsenanteiles endet in einem Diabetes.

Zum Arzt Die Bauchspeicheldrüse ist ein empfindliches Organ, das sich durch übermäßige Fettzufuhr oder Alkoholexzesse akut oder chronisch entzünden kann und zudem empfindlich auf Stress reagiert. Eine akute Bauchspeicheldrüsenentzündung (Pankreatitis) macht sich durch heftige Oberbauchschmerzen, Fieber und Übelkeit bemerkbar. Sie kann mitunter lebensbedrohlich sein und erfordert in der Regel eine Klinikeinweisung. Dauerhafte oder wiederkehrende Schmerzen im Oberbauch können Anzeichen einer chronischen Pankreatitis sein; kommen Gewichtsverlust und Gelbsucht hinzu, sind das ernstzunehmende Symptome, bei denen eine Krebserkrankung der Bauchspeicheldrüse ausgeschlossen werden muss.

Typische Symptome In der Naturheilpraxis lassen sich nur leichtere Formen einer chronischen Pankreasentzündung oder einer Unterfunktion der Bauchspeicheldrüse behandeln. Diese wird als Pankreasinsuffizienz bezeichnet und kann sowohl die endokrine als auch die exokrine Funktion betreffen. Erstere kann in einen Diabetes vom Typ 1 enden und muss dann mit Insulin behandelt werden. Eine exokrine Insuffizienz zeigt sich oft mit Druckgefühl im Oberbauch, Völlegefühl, Übelkeit, aber auch breiigen, schaumigen, klebrigen, grauen Stühlen oder explosionsartigen Durchfällen, bei schwereren Verläufen kommen Appetitmangel und Gewichtsverlust infolge unzureichend verwerteter Nahrung hinzu. Insgesamt werden süße oder fette und schwer verdauliche Speisen schlecht vertragen.

Die Behandlung unterstützen Eine bekömmliche Ernährung, sorgfältiges Kauen, konsequenter Verzicht auf Alkohol und Zucker sowie die Zufuhr von Enzymen (vom Schwein – Kreon –, aus Reispilzen – Nortase – oder Papaya – Papain-Kapseln – gewonnen), stehen im Mittelpunkt einer Therapie bei exokriner Pankreasinsuffizienz. Zu einer bekömmlichen Ernährung gehören kleine Portionsgrößen verteilt auf 5–8 Mahlzeiten pro Tag, schonend gegarte Gemüse und Kartoffeln, 3-tägiges Apfelfasten mit geriebenen Äpfeln oder Karottensuppe als alleinige Nahrung, viel frischer Knoblauch, kalt gepresste pflanzliche Öle und milchsauer vergorenes Gemüse.

Blähende Speisen, Frittiertes, Zucker, Röststoffe, Alkohol und viel tierisches Eiweiß sind einer geschwächten Bauchspeicheldrüse nicht zuträglich.

Physikalische Maßnahmen können konservative Heilverfahren unterstützen. Dazu gehören regelmäßige Heublumenauflagen auf den linken Oberbauch (3-mal wöchentlich), Kneipp'sche Kniegüsse im Wechsel, Fußreflexzonenmassagen oder auch Schröpfen. Die Einnahme von Probiotika (insbesondere bei Gasbildung im Darm) sowie eine Vitaminsubstitution kann bei allen Beschwerden der Bauchspeicheldrüse sinnvoll sein.

Wie Bitterstoffe helfen Daneben gibt

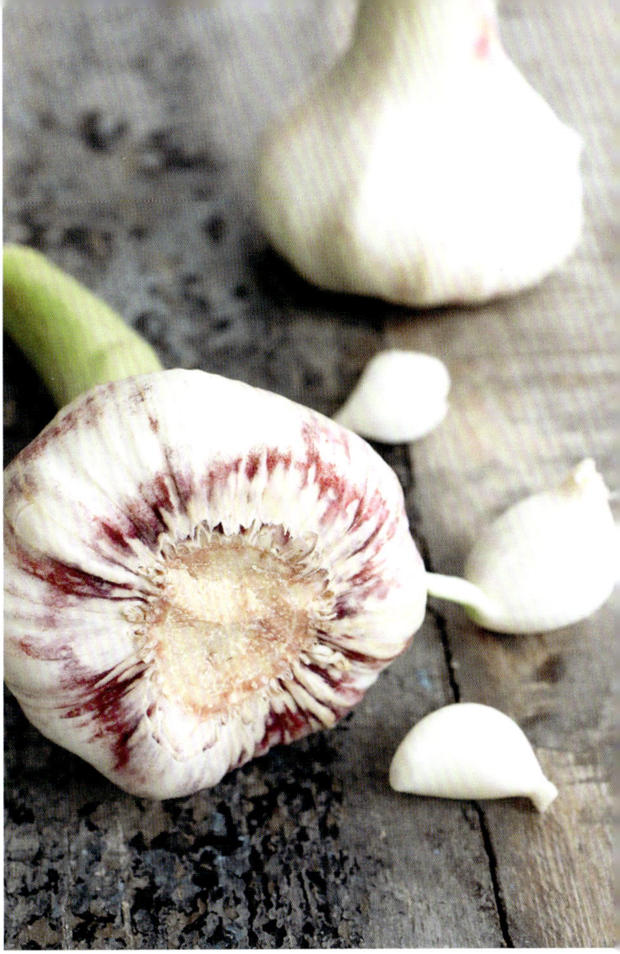

Frischer Knoblauch hilft der Bauchspeicheldrüse.

es einige bittere Pflanzen, die direkt bei einer Pankreasinsuffizienz unterstützen, da sie die Produktion der Pankreasenzyme stimulieren: die Engelwurz, die Meisterwurz , das Tausendgüldenkraut oder die Wegwarte werden schon seit Generationen bei diesen Beschwerden verwendet; Ingwer ist ein erwärmendes Verdauungsmittel, das die gesamte Verdauungsfunktion inklusive die der Bauchspeicheldrüse unterstützt; die Ringelblume wird traditionell unterstützend bei Bauchspeicheldrüsenentzündungen hergenommen.

Alle in diesem Buch vorgestellten Bitterkräuter können zur Fettverdauung und bei Schwäche der Bauchspeicheldrüse mit Völle- und Spannungsgefühl im Oberbauch verwendet werden. Ihre Wirkung ist jedoch nicht so stark wie bei Leber- und Galleproblemen oder anderen Verdauungsbeschwerden. Die bitteren Zubereitungen sollten in der Regel ½ Stunde vor oder nach dem Essen oder zwischen den Mahlzeiten eingenommen werden. Es empfiehlt sich, die Teezubereitungen schluckweise zu trinken und möglichst lange im Mund zu behalten, da dadurch sekretorische Reflexe ausgelöst werden. Die Zubereitungen eignen sich nicht bei starken Entzündungen der Gallenwege, bei Verschluss der Gallenwege oder Darmverschluss.

Rezepte

Kräutertee – Unterstützend bei leichter Pankreasinsuffizienz

- 30 g Pfefferminzblätter – leicht kampflösend, entspannt Verdauungsorgane
- 20 g Meisterwurz – stimuliert Verdauung, Pankreasenzyme
- 20 g Tausendgüldenkraut – stimuliert Verdauung, Pankreasenzyme
- 20 g Melissenblätter – entspannt, beruhigt die Verdauung
- 10 g bittere Fenchelfrüchte – blähungstreibend

1 gestrichenen TL der Mischung mit 1 Tasse heißem Wasser überbrühen, 10 min ziehen lassen, dann abseihen. Bis zu 3-mal täglich 1 Tasse trinken.

Ringelblume und Kamille wirken entzündungshemmend.

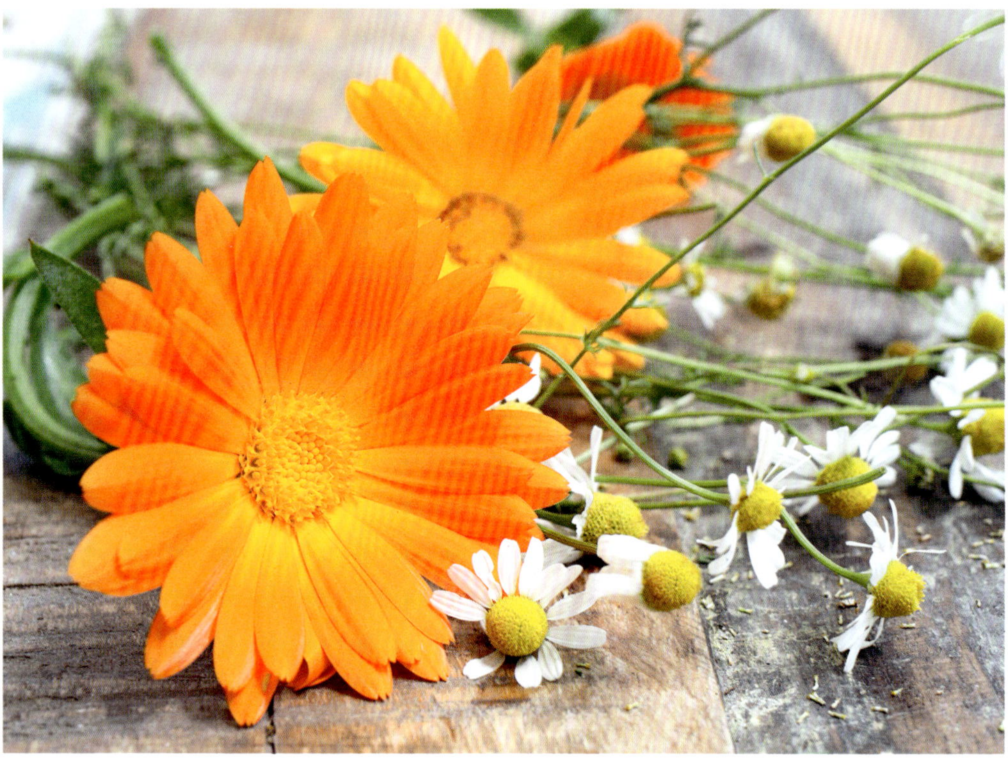

Kräutertee – Unterstützend bei Bauchspeicheldrüsenentzündung

- 30 g Kamillenblüten – entzündungshemmend
- 30 g Ringelblumen – entzündungshemmend
- 10 g bittere Fenchelfrüchte – blähungstreibend
- 10 g Wegwartenwurzel – stimuliert Verdauung, Pankreasenzyme
- 10 g Engelwurz oder Beifußkraut – stimuliert Verdauung, Pankreasenzyme
- 10 g Pfefferminzblätter – leicht schmerzlösend, entspannt Verdauungsorgane

1 gestrichenen TL der Mischung mit 1 Tasse heißem Wasser überbrühen, 10 min ziehen lassen, dann abseihen. Bis zu 3-mal täglich 1 Tasse trinken.

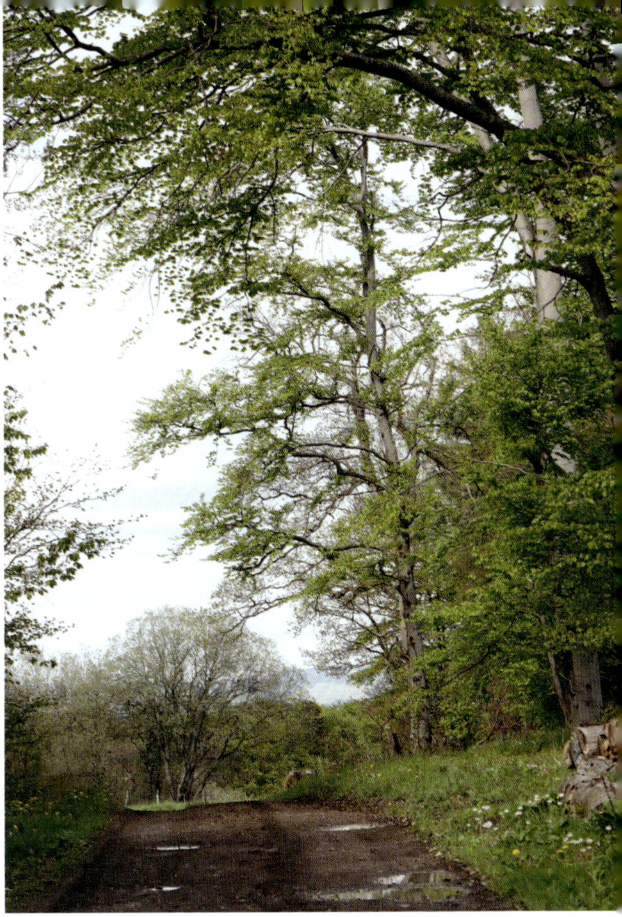

Spaziergänge und Sport senken das Risiko von Herz-Kreislauf-Erkrankungen.

CHOLESTERIN SENKEN, FETTSTOFFWECHSELSTÖRUNGEN

Kurz erklärt Fett ist ein Geschmacksträger, darum munden Pizza und Pommes vielen mehr als Gemüse und Magerquark. Zuviel Fett im Blut und auf den Hüften kann jedoch gesundheitliche Risiken wie die Gefahr von Herz-Kreislauf-Erkrankungen (Arteriosklerose, Thrombosen, Herzinfarkt, Schlaganfall) und Lebererkrankungen nach sich ziehen. Zwar gibt es unterschiedliche Formen einer Fettstoffwechselstörung, doch sind ein ungesunder Lebensstil und ungünstige familiäre Anlagen oft die Ursache, wenn sich bestimmte Werte im Blut außerhalb des üblichen Rahmens zeigen.

Grundsätzlich braucht der Körper für viele wichtige Vorgänge Fette. Ein ziemliches Multitalent ist die fettähnliche Substanz Cholesterin. Sie ist nicht nur Baustein von Zellmembranen und Ausgangsstoff für Gallensäuren, sondern wird auch für die Synthese einer Reihe von Hormonen (Cortisol, Östrogene, Progesteron, Testosteron, DHEA) und fettlöslicher Vitamine wie Vitamin D und E gebraucht.

Die Triglyceride machen einen Großteil der Nahrungsfette aus. Sie dienen als Energiequelle und Energiespeicher für Notzeiten, als Wärmeisolierung, Stütze für Organe und Knochen und vieles mehr. Ungesund werden Cholesterin und Triglyceride erst, wenn sich zu viel davon im Körper ansammelt. Jeder dritte Deutsche hat mittlerweile mit einer gestörten Fettverdauung zu kämpfen.

Typische Symptome Zunächst verursachen Fettstoffwechselstörungen keine

Symptome. Gelblich bräunliche Knötchen an den Augenlidern, Ellenbogen oder anderen Körperstellen, getrübte Ringe um die Hornhaut am Auge, Druckschmerz in der Lebergegend, wie auch Schmerzen in der Brust (Angina pectoris) oder den Beinen beim Gehen (Schaufensterkrankheit) können sicht- und spürbare Folgen einer Fettstoffwechselstörung sein.

Zum Arzt Regelmäßige Blutuntersuchungen empfehlen sich ab einem Alter von 35 Jahren. Mit Bluttests werden verschiedene Werte ermittelt. Üblicherweise sind dies Gesamtcholesterin, LDL-Cholesterin (es gilt als „schlechtes" Cholesterin), HDL-Cholesterin (ein hoher Wert gilt als „gut") und die Triglyzeride.

Die wirksamsten Medikamente zur Senkung des Cholesterinspiegels sind Statine, die die Eigenproduktion von Cholesterin blockieren. Allerdings hemmen sie auch die Produktion anderer wichtiger Stoffe wie das Coenzym Q10, kurz CoQ10 oder Ubichinon genannt. Dieser Stoff hat eine zentrale Rolle im Energiekreislauf; Muskeln, Herz, Lunge, Leber und Nieren haben die höchsten Konzentrationen. Spürbare Muskelschwäche, Müdigkeit, Muskelschmerzen oder -krämpfe können Folgen eines CoQ10-Mangels bei Statinanwendungen sein. Die gute Nachricht: Erhöhte Blutfettwerte können gut alternativ behandelt werden.

Die Behandlung unterstützen Ein Ausdauersportprogramm und eine Ernährungsumstellung bringen die Fettbilanz so nach und nach wieder in Balance.

Zu einer geeigneten Ernährung gehören wenig tierische Lebensmittel und überwiegend pflanzliche Kost mit einem hohen Anteil an Bitterstoffen (siehe nachfolgend), Flavonoiden und Polyphenolen, wie sie in Äpfeln, Holunderbeeren, Weintrauben, Sanddorn, Kräutern und grünem Tee oder auch Mate-Tee vorkommen. Hochwertige kaltgepresste Pflanzenöle (Oliven- und Sonnenblumenöl), Omega-3-Fettsäuren in Form von Leinöl oder 2- bis 3-mal pro Woche eine Mahlzeit mit Seefisch und möglichst wenig Alkohol und Zucker gehören ebenfalls hinzu. Die pflanzliche Nahrung kann optimiert werden, wenn Sie folgende Punkte beachten:

- Wasserlösliche Ballaststoffe in Form von Haferkleie (50 g täglich) oder Flohsamenschalen zu sich nehmen, da diese im Darm cholesterinreiche Gallensalze binden können.
- Grapefruit, Bärlauch und Knoblauch gelten als besonders effektive natürliche Cholesterinsenker. Ein Gläschen frisch gepresster Grapefruitsaft am Morgen und reichlich roher Knoblauch in den Antipasti oder ein paar Bärlauchblätter im Salat schmecken und tun gut.
- Lecithin ist eine fettähnliche Substanz und kommt auch in tierischer wie pflanzlicher Nahrung vor. Unter anderem ist es beim Abbau von Cholesterin beteiligt. Reich an Lecithin sind Soja, Sonnenblumenkerne, Leinsamen oder Maiskeime.
- Auch bestimmte Vitalstoffe sind für den Abbau von Cholesterin wichtig oder fungieren als Antioxidans, wodurch Ablagerungen von Blutfetten in den Gefäßen reduziert werden können. Dazu zählen Vitamin C und E, Mangan, Chrom, Magnesium, Selen, Coenzym Q10 und Vitamin B_3.

Wie Bitterstoffe helfen Der Großteil der Fettverdauung geschieht im Dünndarm. Hierzu braucht es Gallensäuren aus der Leber (sie emulgieren Nahrungsfette und

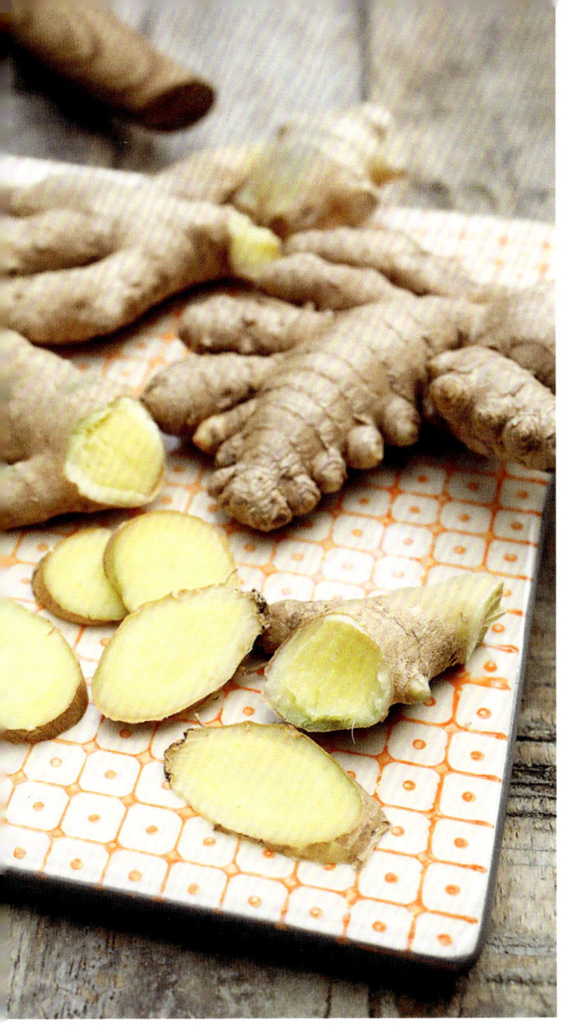

Ingwer hilft bei der Reduzierung von Cholesterin und Triglyceriden im Blut.

scheiden einen Teil über den Darm aus) und Verdauungsenzyme der Bauchspeicheldrüse. Wenngleich alle bitteren Pflanzenzubereitungen die Fettverdauung fördern, möchte ich die positive Wirkung von Ingwer und insbesondere der Artischocke zur Reduzierung von Cholesterin und Triglyceriden im Blut hervorheben. Vermutlich sind zwei Wirkstoffe der Artischocke, nämlich Cynarosid und Luteolin, für den cholesterinsenkenden Effekt maßgeblich, indem sie den Aufbau von Cholesterin in der Leber hemmen und zusätzlich bereits gebildete Plaques in den Arterien tendenziell zurückbilden können. Im Gegensatz zu den rezeptpflichtigen Arzneimitteln haben Artischockenpräparate keine nachteilige Wirkung auf die Leber. Im Gegenteil: Sie sind sogar leberschützend und deshalb auch für eine Langzeitanwendung geeignet. Generell sind bei diesen Beschwerden Teezubereitungen weniger wirkungsvoll als Frischsäfte oder Tinkturen.

Rezepte

Presssaft aus Artischocke und Ingwerwurzel – Bei erhöhten Blutfettwerten und Arteriosklerose

- 4 Teile Artischockenpresssaft
- 1 Teil Ingwerwurzel, ausgepresst

Entweder die Säfte selbst mit einem leistungsstarken Entsafter herstellen oder auf Fertigpräparate zurückgreifen. Bedenken Sie, dass Sie Frischsäfte nur wenige Tage im Kühlschrank bevorraten können. Von dem Mischsaft 3-mal täglich 15–30 Tropfen gelöst in ½ Glas Wasser einnehmen.

Bittere Tinktur – Bei erhöhten Blutfettwerten und Arteriosklerose

- 40 ml Knoblauchtinktur
- 30 ml Ingwertinktur
- 20 ml Wegwartentinktur
- 10 ml Wermuttinktur, alternativ Beifußtinktur

Die Einzelkomponenten in ein 100-ml-Fläschchen umfüllen und verschütteln. Davon bis zu 3-mal täglich 25–30 Tropfen mit etwas Wasser einnehmen.

Fertigpräparate: ARTERIN Cholesterin (Perrigo), Cholestrosan Formula (Vitactiv), Artischocken naturreiner Heilpflanzensaft (Schoenenberger)

ERKÄLTUNGSKRANKHEITEN UND IMMUNSYSTEM

Kurz erklärt Unter Erkältungskrankheiten oder grippalen Infekten versteht man durch Viren ausgelöste, akute Infektionen der oberen Atemwege, die mit einem geschwächten Immunsystem in Zusammenhang stehen (etwa durch Stress oder Einwirkung von Kälte) und nicht mit der echten Grippe oder einer Corona-Infektion verwechselt werden dürfen. Die häufigsten Auslöser sind Rhinoviren, welche sehr kälteresistent sind, sodass sie in der kalten Jahreszeit optimale Voraussetzungen zur Verbreitung haben. Erkältungsviren sind sehr ansteckend und darum erkranken Schulkinder bis zu 8-mal, Erwachsene im Durchschnitt 2- bis 4-mal pro Jahr.

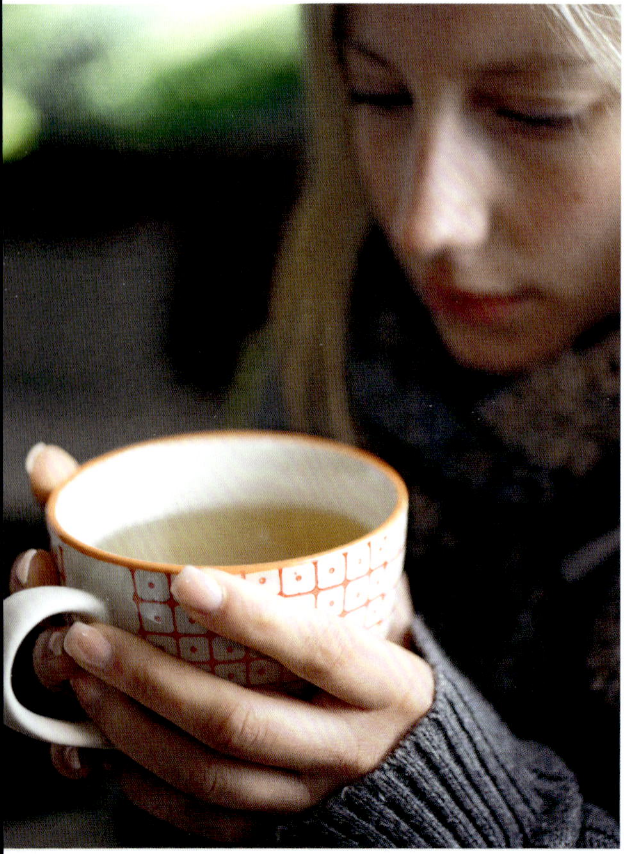

Viel trinken beugt Erkältungskrankheiten vor.

Hinweis

Die Einnahme von Antibiotika bei Erkältungskrankheiten ist nicht zielführend (mit Ausnahme einer bakteriellen Superinfektion), da diese lediglich gegen Bakterien und nicht gegen Viren helfen und zudem das Immunsystem schwächen.

Typische Symptome Eine Erkältung hat in der Regel einen typischen Verlauf. In den ersten Tagen nach der Ansteckung (Inkubationszeit) machen sich zunächst keine Symptome bemerkbar, aber das körpereigene Immunsystem arbeitet bereits auf Hochtouren und versucht den Ausbruch zu verhindern. Gelingt dies nicht, beginnt die Nase zu laufen, der Hals kratzt, manchmal schmerzt der Kopf, die meisten beginnen zu frösteln, und insgesamt fühlt man sich müde und schlapp. Nach 4–5 Tagen haben sich die Viren bis in tiefere Abschnitte, also in die Bronchien, vorgekämpft. Nun beginnt ein lästiger Reizhusten, und diese Phase ist zusätzlich von erhöhter Temperatur oder mäßigem Fieber (meist nicht mehr als 39 °C) begleitet. Um die Viren wieder loszuwerden, produzieren die Atemwege Schleim und Sekret und den sogenannten produktiven Husten mit Auswurf.

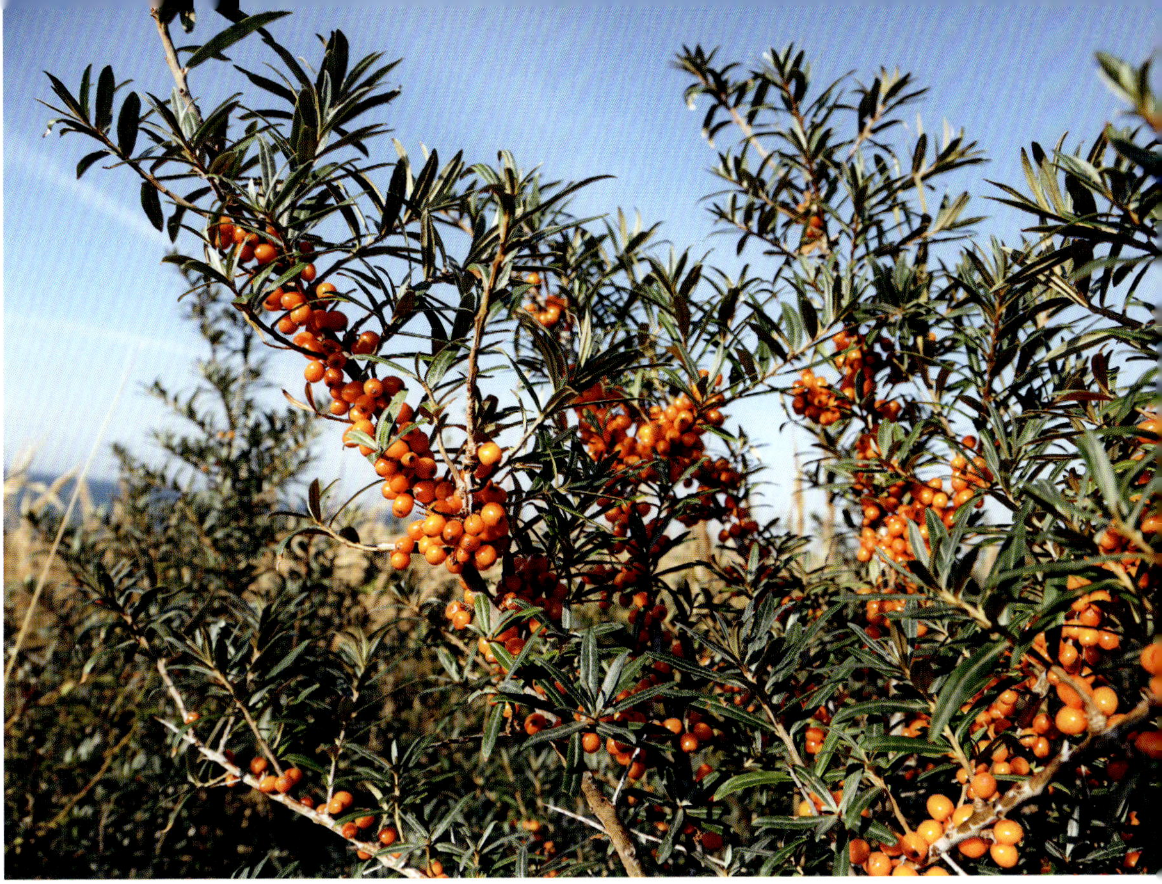

Sanddorn enthält viel Vitamin C.

Hinweis

Eine Fiebersenkung ist oftmals nicht sinnvoll. Bei erhöhter Temperatur werden mehr Abwehrstoffe produziert, und viele Krankheitserreger vermehren sich bei höheren Temperaturen nicht mehr so stark. Wenn jedoch Kinder oder ältere Menschen nicht ausreichend trinken oder Sie durch das Fieber leiden oder Vorerkrankungen bestehen, ist eine Fiebersenkung vonnöten.

Zum Arzt Kommen schwerere Symptome wie Fieber über 39 °C, Schüttelfrost, schwere Kopfschmerzen, Halssteifheit, Erbrechen oder Schmerzen beim Atmen in der Brust dazu, sollte unbedingt ein Arzt aufgesucht werden, da eine Infektion mit Influenza-Viren wie auch Corona-Viren oder eine Lungenentzündung vorliegen könnte.

Die Behandlung unterstützen Wärme, zum Beispiel ein heißes Bad, und viel Ruhe sind bei Erkältung die Grundlage für Regeneration. Eine leicht verdauliche und vitalstoffreiche Ernährung, viel trinken, frische Luft oder Inhalationen mit heißem Wasserdampf sind ebenso nützlich. Vitamine, insbesondere Vitamin C, steigern die allgemeinen Abwehrkräfte. Sie können präventiv oder auch bei Infekten eingenommen werden. Zubereitungen aus Sanddorn, Hagebutte, Schwarzer Johannisbeere kommen hier infrage. Wer von Fieber und Schmerzen geplagt ist, kann sich einen Tee aus Mädesüßkraut kochen. Er schmeckt gut und hat nicht die unerwünschten Nebenwirkungen der freiverkäuflichen Schmerzmittel.

Wie Bitterstoffe helfen Alle Pflanzen mit bitteren Anteilen sind vor allem für jene von Nutzen, die müde und erschöpft sind, denn sie tonisieren und stärken. Zusätzlich stimulieren sie das Immunsystem, da durch sie Enzyme ausgeschüttet werden, sowie Entgiftungsvorgänge und der Selbstreparaturprozess der Schleimhäute in den Atemwegen und des Verdauungstrakts, einschließlich der Darmschleimhaut angeregt werden. Die Darmschleimhaut hat ausgebreitet eine riesige Oberfläche und ist Sitz von 70–80 % unserer Immunzellen. Deshalb ist beispielsweise die Enzianwurzel oder auch die Löwenzahnwurzel oftmals auch Bestandteil von Fertigpräparaten zur Behandlung von Nebenhöhlenentzündung.

Bittere Pflanzen mit ätherischen Ölen (**Amara aromatica**) wirken darüber hinaus antimikrobiell und helfen uns, mit Viren, Bakterien und Parasiten besser fertig zu werden. Besonders der Andorn und die Engelwurz sind in der akuten und produktiven Erkältungsphase mit Schleimbildung hilfreich; jene mit Schleimstoffen wie Isländisch Moos oder Spitzwegerich sind in der Phase mit trockenem Reizhusten von Vorteil. Salbei hat einen hohen Gerbstoffanteil, wodurch sich entzündete Schleimhäute schneller zusammenziehen und den Viren weniger Angriffsfläche bieten.

Bitter- oder Fieberklee ist ein traditionelles Heilmittel, das – wie der Name bereits vermuten lässt – bei Fieber hilfreich sein kann. Bitterstoffe mit Scharfstoffen wie der Ingwer verbessern die Kreislauffunktion, bringen Wärme in den Körper und gehen gleichzeitig gegen die Krankheitserreger vor.

Neues aus der Forschung

Wir haben das Heilpotential von Pflanzen bis heute längst noch nicht in Gänze erfasst: Erst in den 2010er-Jahren entdeckten Forscher der Universität Baltimore (USA) eher zufällig Rezeptoren für Bitterstoffe in der Lunge, die die Muskelzellen erschlaffen lassen und diese weiten. Konkret führte das bittere Chinin aus der Chinarinde dazu, dass sich die Luftwege bei Inhalation dehnten. Die Forscher hatten eher eine gegenteilige Reaktion und eine Verengung der Bronchien sowie Husten als Schutzreaktion erwartet und waren zunächst selbst skeptisch wegen des unerwarteten Ergebnisses. Doch die weiteren Experimente bestätigten ihre Beobachtung. Das macht den Stoff für die Entwicklung neuer Medikamente interessant – und diese ist längst noch nicht abgeschlossen.

Rezepte

Ingwertee – Bei allen Erkältungskrankheiten, die mit Schnupfen, Wärmebedürfnis und zähem Sekret einhergehen
½ TL frisch geriebene Ingwerwurzel mit 1 Tasse heißem Wasser übergießen, nach 10 min abseihen, einige Spritzer Zitronensaft hinzugeben und möglichst heiß schluckweise trinken.

Andorn-Tee – Zur Schleimlösung bei Husten, antimikrobiell, entzündungshemmend
1 TL getrocknetes Andornkraut mit 150 ml siedendem Wasser übergießen, 5 min zugedeckt ziehen lassen, dann abseihen. Bei Bedarf bis zu 3-mal täglich 1 Tasse trinken.

Spitzwegerich-Tee – Reizmildernd, entzündungshemmend, hustenlindernd; für Kinder und Erwachsene
1 TL Spitzwegerichblätter mit kaltem Wasser übergießen (der Bitterstoff Aucubin ist hitzeempfindlich und auch die Schleimstoffe lösen sich im kalten Wasser besser), 30 min ziehen lassen, danach abgießen und auf Trinktemperatur erwärmen. Mehrmals täglich 1 Tasse trinken.

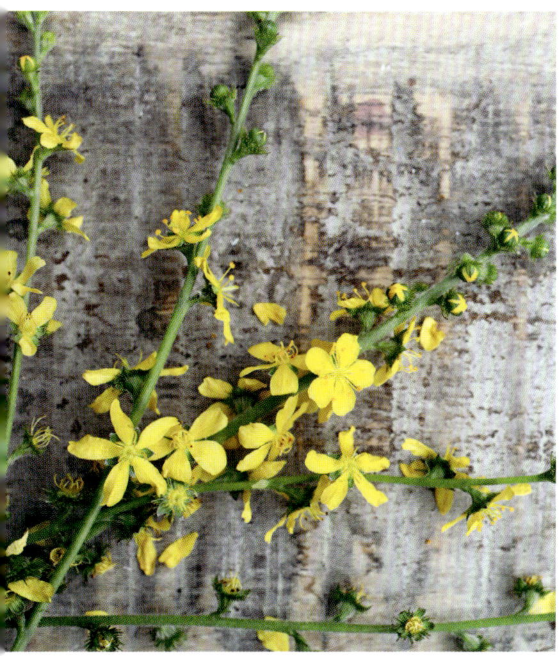

Odermennig gilt als „Sängerkraut“.

Odermennig-Tee – Bewährtes „Sängerkraut“ und nützlich bei chronischer Rachenentzündung
1 TL Odermennig mit 200 ml heißem Wasser übergießen, 10 min zugedeckt ziehen lassen, anschließend abgießen. Bis zu 3 Tassen des Tees schluckweise über den Tag verteilt trinken.

Salbei-Tinktur – Nützlich zum Spülen bei entzündeter Mund- und Rachenschleimhaut
Frische Salbeiblätter waschen, grob hacken, im Mörser mit etwas Kornschnaps anquetschen, in ein Marmeladenglas umfüllen. Mit Kornschnaps übergießen. Den Ansatz 14 Tage stehen lassen, danach abseihen. 1 TL in ein Glas Wasser geben, 2-mal täglich damit gurgeln.

Bitterer Tee zum Gurgeln – Bei entzündeter Mundhöhle

- 50 g Bitterkleeblätter
- 30 g Kamillenblüten
- 20 g Kalmuswurzel

1 EL der Mischung mit 1 Tasse siedendem Wasser übergießen, 10 min ziehen lassen, abseihen. Mehrmals täglich damit die Mundhöhle spülen oder gurgeln.

Reizhusten-Tee

- 30 g Spitzwegerichblätter
- 10 g Isländisch Moos
- 10 g Süßholzwurzel

1 TL der Mischung mit 1 Tasse kaltem Wasser ansetzen, mehrere Stunden ziehen lassen, dann abgießen. Davon bis zu 3-mal täglich 1 Tasse schluckweise trinken. Den Tee nicht erhitzen, sondern nur auf Körpertemperatur erwärmen, denn starke Hitze zerstört die Schleimstoffe.

Fiebersenkender Tee

- 20 g Bitterkleeblätter
- 20 g Engelwurz
- 10 g Mädesüßkraut

1 TL der Mischung mit 1 Tasse heißem Wasser übergießen, 10 min bedeckt ziehen lassen, abseihen. Anwendung nur in der Akutphase. Bis zu 3 Tassen täglich schluckweise zwischen den Mahlzeiten trinken.

Fertigpräparate: Sinupret (Komplexmittel von Bionorica), Spitzwegerich, naturreiner Heilpflanzensaft (Schoenenberger), isla-Präparate (Engelhardt)

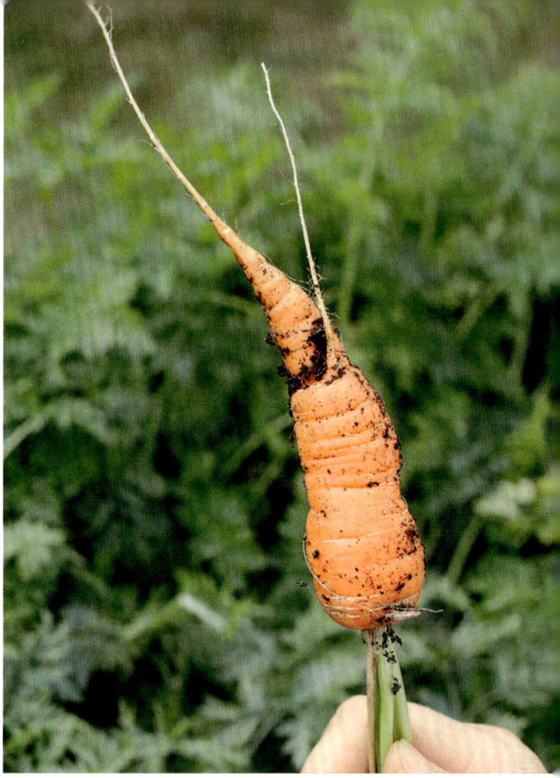

Wieder gilt: Ausgewogene Ernährung mit viel frischem Obst und Gemüse beugt Gallensteinen vor.

DAMIT DIE GALLE NICHT ÜBERLÄUFT ...

Kurz erklärt Die Funktion der Gallenblase ist eng mit der Leber gekoppelt. Ihre Form ist birnenähnlich, sie ist zwischen 7–10 cm groß und befindet sich im rechten Oberbauch unterhalb der Leber. Jeden Tag produzieren Leberzellen rund 1 l zähe Gallenflüssigkeit, die in der Gallenblase zwischengelagert und eingedickt wird. Sie enthält neben Wasser Elektrolyte sowie Gallensäuren mit typisch grüngelben Gallenfarbstoffen (Bilirubin und Biliverdin) und Cholesterin. Mehrmals täglich und insbesondere nach einer fettreichen Mahlzeit entleert die Gallenblase durch Kontraktion die Gallenflüssigkeit in den Zwölffingerdarm. Sie sorgt in erster Linie für die Fettverdauung, aber auch für die Aufnahme fettlöslicher Vitamine und für Entgiftungsprozesse, denn sie enthält auch Abfallprodukte aus der Leber. Nur zwischen 5 und 10 % der Galle werden über den Stuhl ausgeschieden, der Rest im Darm resorbiert und erneut in die Leber transportiert.

Erkrankungen und Beschwerden der Galle sind weit verbreitet. Abflussstörungen kommen durch Gallensteine, Entzündungen der Gallenblase und der Gallengänge vor. Gallensteine bilden sich durch eingedickte Galle, die auskristallisiert. Frauen sind häufiger von Gallensteinen betroffen als Männer. Vermutlich hat das weibliche Sexualhormon Östrogen einen Einfluss auf die Entstehung von Gallensteinen. Weitere Risikofaktoren sind falsche Ernährung, Übergewicht, ein Lebensalter 40+, familiäre Vorbelastungen, Vorerkrankungen wie Diabetes, Leberzirrhose, Schilddrüsenunterfunktion wie auch chronische Darmerkrankungen.

Typische Symptome Glücklicherweise haben 75 % der Gallensteinträger keine Beschwerden, und ein Teil von ihnen weiß noch nicht mal von den „blinden Passagieren“. Umgekehrt bedeutet dies jedoch, dass ein Viertel der Gallensteinträger Beschwerden hat. Zu den akuten Beschwerden gehören Gallenkoliken. Sie können sich durch anfallsartige Schmerzen bemerkbar machen – vor allem nach dem Genuss fettreicher Speisen. Meist sind sie wellenförmig, krampfartig und im rechten Oberbauch zu spüren, können jedoch bis in den Rücken oder unter das rechte Schulterblatt ziehen. Die Dauer reicht von wenigen Minuten bis zu vielen Stunden. Eine akute Gallenkolik erfordert eine unverzügliche ärztliche Behandlung. In diesem Fall sind galletreibende Arzneimittel kontraindiziert!

Ein dumpfer Dauerschmerz im rechten Oberbauch deutet eher auf eine Entzündung der Gallenblase hin. Kommt Fieber hinzu, spricht das für ein akutes Geschehen in der Gallenblase oder den Gallenwegen. Ein Rückstau von Galle in die Leber führt zur Gelbfärbung von Haut, der Skleren im Auge und einer Dunkelfärbung des Urins. Fehlende Galle im Stuhl führt hingegen zur Entfärbung mit zementgrauer Farbe. All diese Symptome erfordern eine differenzierte und umgehende ärztliche Diagnostik.

Übrigens

Wer äußerst schlechter Laune ist, kann schon mal „Gift und Galle spucken“. Gallenerkrankungen können auch psychische Ursachen haben. Gallensteine können beispielsweise für blockierte Gefühle und innere Starre stehen. Verbitterung und Gereiztheit sind tatsächlich ein großer Trigger für die Produktion von Galle.

Zum Arzt Das Standardverfahren zur Diagnostik von Gallensteinen und Veränderungen der Gallenblase ist neben einer Anamnese eine Ultraschalluntersuchung. Mit dieser schnellen und ungefährlichen Untersuchungsmethode beurteilt der Arzt die Strukturen von Gallenblase, Gallenwegen und Leber. Um eine Entzündung oder einen Gallenstau zu erkennen, sind ergänzende Blutuntersuchungen erforderlich.

Die Behandlung unterstützen Wenn Sie Gallensteine haben, sollten Sie bei der Nahrungsauswahl darauf achten, die Gallenblase möglichst wenig zu belasten. Wichtig ist es, um große Mahlzeiten und schwerverdauliches Essen einen großen Bogen zu machen. Denn je mehr Nahrung Sie aufnehmen, desto mehr Gallensaft wird benötigt. Andererseits sind Radikaldiäten auch nicht das Mittel der Wahl, da dann der Gallensaft nicht verbraucht wird, länger in der Gallenblase verweilt und sich eindickt, was wiederum die Gallensteinbildung fördert.

Die Zauberformel heißt einmal wieder: ausgewogene Ernährung mit viel Obst und Gemüse, hin und wieder Fleisch, Vollkornprodukte und Bewegung. Kaffee, Alkohol, hartgekochte Eier und Hülsenfrüchte werden tendenziell schlecht vertragen.

Wie Bitterstoffe helfen Gleich vorweg: Die Gabe von Bitterstoffen ist nicht bei allen Beschwerden der Gallenblase sinnvoll und hilfreich. Eine akute Gallenkolik darf niemals mit Bitterstoffen behandelt werden!

Alle bitteren Pflanzen sind jedoch der ideale Begleiter, um die Fettverdauung zu erleichtern und einem Gallensteinleiden vorzubeugen. Fehlen Bitterstoffe, wird die Gallenblase „fauler“ und zieht sich nicht mehr richtig zusammen. Damit wird einer Steinbildung der Weg bereitet. Wenn sich bei Ihnen bereits Gallengrieß oder kleinere Steinchen zwischen 0,5 und 3 mm in der Gallenblase abgelagert haben, sind besonders jene Kräuter aus der Gruppe der Amara aromatica von Vorteil, denn sie haben zusätzlich krampflösende und entzündungshemmende Eigenschaften. Gallengrieß und kleine Steinchen können Sie also auf natürlichem Weg wieder loswerden. Probleme bereiten häufiger scharfkantige mittelgroße und große Gallensteine. Kommen diese in Bewegung und bleiben sie im Gallengang stecken, kann Sie das in die Notaufnahme befördern. Als Faustregel bei Gallensteinleiden gilt deshalb: Nehmen Sie keine Kräuter mit hohem Bitterwert ein. Galletreibende und bittere Kräuter dürfen Sie auch nicht bei akuten Entzündungen der Gallenblase und Gallenwege sowie schweren Leberfunktionsstörungen anwenden.

Artischockenzubereitungen gelten als das „Königskraut für die Galle“. Denn sie erhöhen den Gallefluss bereites 30 min nach der Einnahme, entgiften, normalisieren die Fettverdauung und beugen einer Gallensteinbildung vor.

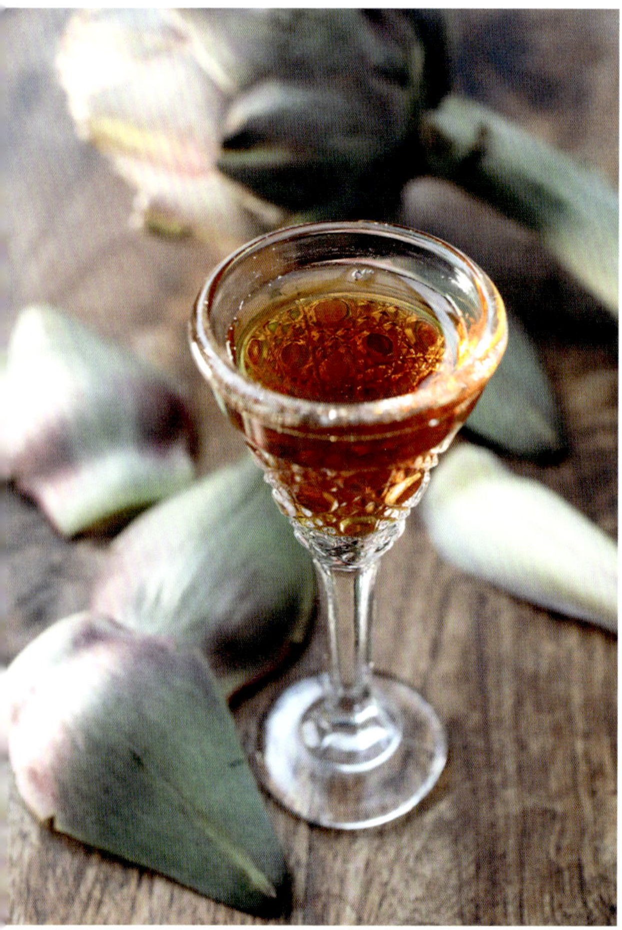

Frischpflanzensaft aus Artischockenblättern

Rezepte

Tee aus Artischockenblättern

1 TL getrocknete Artischockenblätter mit 150 ml siedendem Wasser übergießen, 7–10 min abgedeckt ziehen lassen, danach abseihen. Für eine gute Verdauung ½ Stunde nach der Mahlzeit eine Tasse trinken.

Frischpflanzensaft aus Artischockenblättern

Um einen Presssaft selbst herzustellen, benötigen Sie etwas Kraftaufwand und eine leistungsfähige Presse, mit der Sie den Saft aus den Blättern quetschen können. In diesem Fall bieten Fertigpräparate eindeutige Vorteile. Dosierung: 3-mal täglich 10 ml genügen für Erwachsene.

Fertigpräparate mit Artischocke: Artischocken naturreiner Heilpflanzensaft (Schoenenberger), Artischockenkraut geschnitten (Apotheke, Herbathek), Hepar SL (Klosterfrau), Nemacynar Dicksaft (Nestmann)

Gallentee – Fördert den Gallefluss und entspannt die Gallenwege
- 25 g Andornkraut
- 25 g Odermennigkraut
- 50 g Pfefferminzkraut

1 gehäuften TL der Mischung mit 1 Tasse heißem Wasser überbrühen, 7 min ziehen lassen, dann abseihen. 2-mal täglich 1 Tasse ½ Stunde vor dem Essen trinken.

Gallentee – Mit einer stark galletreibenden Wirkung
- 20 g Benediktenkraut
- 20 g Wermutblätter
- 20 g Pfefferminzblätter
- 20 g Mariendistelfrüchte, gequetscht
- 20 g Löwenzahnkraut und -wurzel

1 TL der Mischung mit 1 Tasse siedendem Wasser überbrühen, 20 min ziehen lassen, abseihen. Nicht mehr als 3 Tassen täglich und maximal 3–4 Wochen diese Mischung trinken.

Gallentee – Bei Neigung zu Koliken und Gallenentzündungen
- 20 g Kamillenblüten
- 30 g Pfefferminzblätter
- 25 g Tausendgüldenkraut
- 25 g Löwenzahnkraut und -wurzel

1 gehäuften TL der Mischung mit 1 Tasse heißem Wasser überbrühen, 2-mal täglich 1 Tasse ½ Stunde vor dem Essen trinken.

Gallentee – Beruhigt die Gallenwege bei Störungen der Bewegung (Kontraktion)
- 25 g Wermutkraut
- 25 g Schafgarbenkraut
- 30 g Melissenblätter
- 20 g Pomeranzenschalen

1 gehäuften TL der Mischung mit 1 Tasse heißem Wasser überbrühen, 7 min ziehen lassen, dann abseihen. 2-mal täglich 1 Tasse ½ Stunde vor dem Essen trinken.

Kräutertinktur – Fördert die Gallesekretion und entspannt die Gallenwege
- 2 TL Kümmelfrüchte, frisch gemörsert
- 20 g Löwenzahnkraut
- 20 g Schafgarbenkraut
- 20 g Beifußkraut

Die Kräuter kleinschneiden und zusammen mit den Kümmelfrüchten in ein sauberes Schraubglas füllen. Mit 300 ml Kornschnaps übergießen, 2–4 Wochen durchziehen lassen, dann abseihen. Von der Tinktur kurmäßig 20 Tropfen 30 min vor der Hauptmahlzeit einnehmen.

Fertigpräparate: Gallexier Kräuterbitter Elixier (Salus), Choleodoron Mischung (Weleda), Gallentee M (Bombastus), Chelidonium Kapseln (WALA)

GEWICHT REDUZIEREN, FATBURNER, HEISSHUNGER

Kurz erklärt Gründe zum Abnehmen gibt es viele: ein gesünderes Leben, eine schlanke Figur und eine bessere Fitness. Neben Fehlernährung und Bewegungsmangel kommen für überflüssige Pfunde beispielsweise auch hormonelle Störungen wie eine Schilddrüsenunterfunktion, Stress, genetische Ursachen oder Medi-

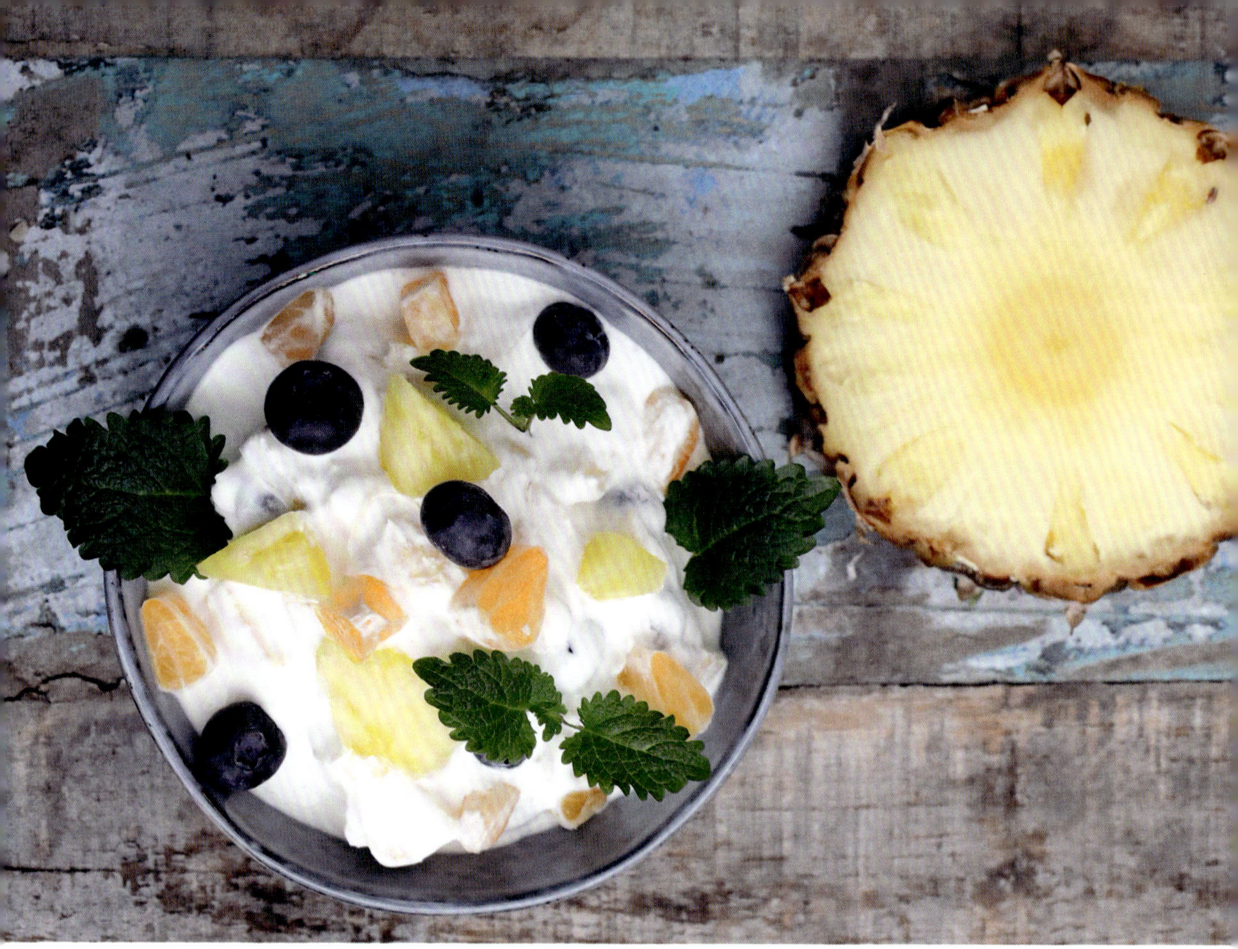

Optimaler Start in den Tag: Ananas ist ein Fatburner, Magerquark am Morgen regt den Fettstoffwechsel an.

kamente (vor allem Antidepressiva, Betablocker, Cortison) in Frage.

Regelmäßige Bewegung und Ernährung gehen beim Abnehmen immer Hand in Hand. Die einen propagieren Low Carb, die anderen Low Fat oder eine Ernährungsweise wie in der Steinzeit, die Paleo-Diät, als beste Ernährungsform für ein konstantes Gewicht. Egal, wie Sie sich entscheiden: Eine optimale Fettverbrennung garantiert den Erfolg beim Abnehmen. Und Fatburner gibt es nicht nur aus dem Labor, sondern auch aus der Natur. Beispiele dafür sind Enzyme aus der Ananas: das Bromelain. Und auch alle in diesem Ratgeber vorgestellten Bitterstoff-Pflanzen können das Abnehmen unterstützen und den Stoffwechsel ankurbeln.

Auch häufige Heißhungerattacken verhindern eine ausgeglichene Energiebilanz. Unser Gehirn verlangt dann meist nicht nach einem saftigen Apfel, sondern nach Süßem und Salzigem wie etwa Schokoriegel oder deftigen Mahlzeiten. Heißhunger ist ein Signal des Körpers für ein Nährstoff- oder Energiedefizit. Typischerweise überfällt er uns nach körperlicher oder geistiger Anstrengung, bei langen Essenspausen, aber auch bei Stoffwechselerkrankungen wie Diabetes, Schilddrüsenüberfunktion, einer Fehlbesiedelung im Darm mit Hefepilzen (*Candida albicans*) oder Parasiten.

DEN (FETT)-STOFFWECHSEL OPTIMIEREN

Die körperlichen Abläufe funktionieren am besten, wenn der Körper nicht durch zu viel Nahrung überlastet wird, er aber alle wichtigen Nährstoffe in ausreichender Menge erhält. Dazu gehört:

> Den Anteil an kurzkettigen Kohlenhydraten (Weißmehl, Zucker, Stärke) so gering wie möglich halten. Diese führen sonst zu einer hohen Insulinausschüttung und signalisieren dem Körper, Fett zu speichern.

> Eiweißreiche Lebensmittel besonders am Morgen regen den Fettstoffwechsel an und beugen Heißhungerattacken über den ganzen Tag hinweg vor. Statt Müsli und Brot dürfen Hüttenkäse, Magerquark, Joghurt oder Eier auf den Tisch. Eiweiß ist für den Aufbau von Muskeln und Hormonen unerlässlich und hält lange satt.

> Bei Obst und Gemüse gilt: Je bunter, desto gesünder. Für die Vielfalt der Farben von Obst und Gemüse sind sekundäre Pflanzenstoffe verantwortlich. Ihre Anzahl ist unüberschaubar groß. Viele von ihnen kurbeln Stoffwechselprozesse an.

> Und generell gilt: 4 Stunden Pause sollten zwischen den Mahlzeiten liegen, denn dadurch sinkt der Insulinspiegel wieder auf Normalniveau.

Wie Bitterstoffe helfen Der Erfolg vieler Diäten ist nachhaltiger, wenn wir mehr Bitterstoffe konsumieren. Denn diese verbessern den Fluss von Verdauungssäften. Ein paar Beispiele:
Artischocken- und Löwenzahnblätter steigern die Galleproduktion in der Leber. Die Galle zersetzt das in der Nahrung enthaltene Fett zu kleinen Tröpfchen, den Mizellen. Dies erleichtert fettspaltenden Enzymen wie der Lipase aus der Bauchspeicheldrüse, das Fett abzubauen und somit zu verdauen. Pfefferminze fördert die Entleerung der Gallenblase, der scharfe Ingwer bringt viele Verdauungsenzyme in Schwung. So wird durch Ingwer nicht nur die Eiweiß- und Fettverdauung angeregt, sondern auch die von Kohlenhydraten.
Alle Bitterstoffe leiten schon im Mund vermehrt die Spaltung von Kohlenhydraten aus der Nahrung ein, da durch sie mehr zuckerspaltende Amylase im Speichel gebildet wird.
Neben den durch Bitterstoffe verbesserten Verdauungsprozessen hat auch das Gehirn Einfluss auf die Sättigung und das Verlangen nach Zucker und Heißhunger. Dafür gibt es mehrere Erklärungsmodelle. Ein bitterer Geschmack signalisiert dem Gehirn, nicht große Mengen davon zu essen, um Vergiftungen zu verhindern. Dieser Signalweg hat entwicklungsgeschichtliche Wurzeln. Auch wird durch Bitteres ein Hormon namens Cholecystokinin ausgeschüttet. Dieses erhöht die Bewegungen der Gallenblase, gleichzeitig hemmt es die Magenentleerung. Dem

zentralen Nervensystem im Gehirn vermittelt dies ein natürliches Sättigungsgefühl, und dadurch reduziert sich das Verlangen nach weiterer Nahrung. Wie dem auch sei: Schon ein paar bittere Tropfen auf der Zunge genügen, um das Verlangen nach Süßem zu bremsen.

Rezepte

Ingwer-Zitronenwasser – Scharf- und Bitterstoffe wie auch Vitamin C „heizen" den Stoffwechsel an

Zutaten für eine Tagesration, die Sie in der Thermoskanne bevorraten können:

- 1 daumengroßes Stück Ingwer
- Saft 1 Bio-Zitrone

Ingwer schälen und in dünne Scheiben schneiden, die Zitrone auspressen. Ingwerscheiben mit 750 ml kochendem Wasser übergießen, zugedeckt 10–15 min ziehen lassen. Zuletzt den Zitronensaft zugeben. Die beste Wirkung entfaltet der Tee, wenn er bereits am Morgen und zwischen den Mahlzeiten getrunken wird.

Bitterstoff-Spray ohne Alkohol – Zum Aufsprühen auf die Schleimhäute im Mund, bremst den Heißhunger

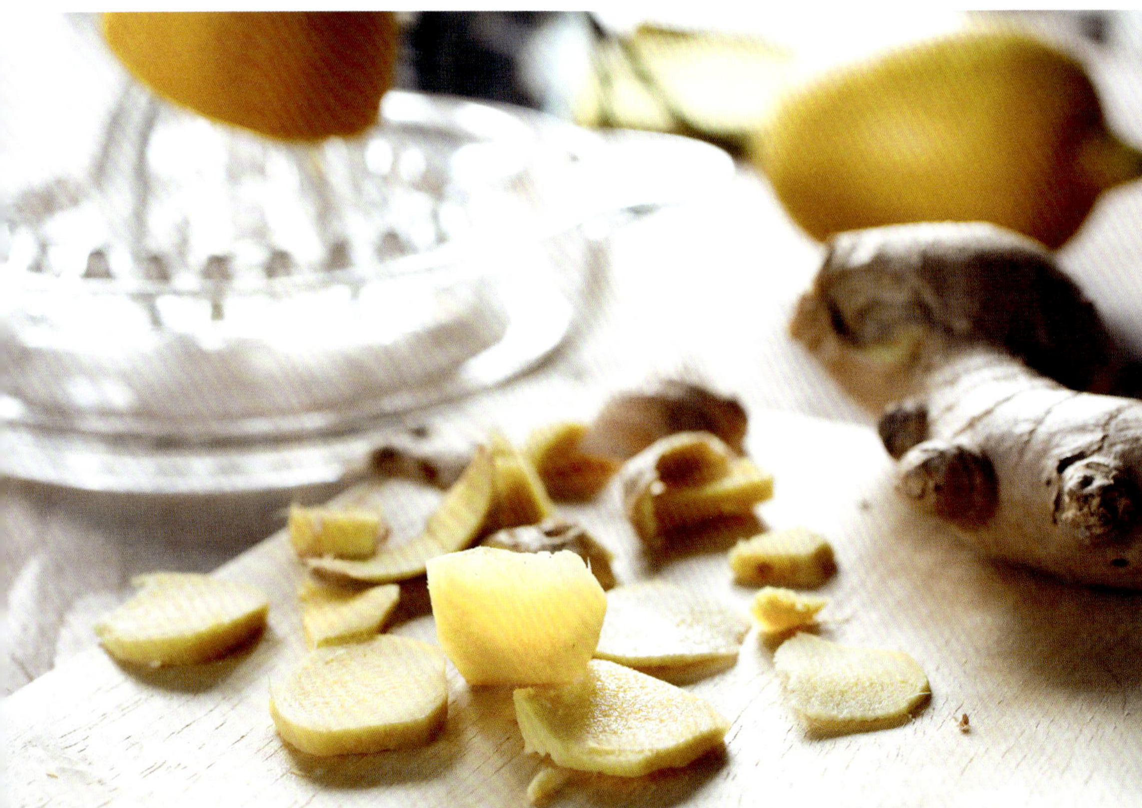

Die Zubereitung von Ingwer-Zitronenwasser geht schnell.

- Sprühflasche, 100 ml
- 40 ml Bio-Apfelessig
- 60 ml wässriger Pflanzenextrakt, zubereitet aus getrockneten Pflanzenteilen, die 10 min in siedend heißem Wasser gezogen haben und danach abgeseiht werden:
- 1 TL Tausendgüldenkraut
- 1 TL Schafgarbenkraut
- 1 TL Ingwerwurzel
- 1 TL Löwenzahnwurzel

Essig und Pflanzenextrakt in die Sprühflasche füllen und verschütteln.
Sprühen Sie morgens und abends je 2 Sprühstöße in den Mund und zwischendurch immer dann, wenn Sie der Heißhunger überfällt. Das Spray ist rund 2 Wochen haltbar, im Kühlschrank gelagert noch länger. Es muss jedoch regelmäßig erneuert werden, um einen Keimbefall zu vermeiden.

Saftkur mit Artischocke – Lieblingsrezept auf Grundlage von Möhrensaft
Für eine 330-ml-Flasche brauchen Sie

- 250 ml Möhrensaft – schmeckt gut und sorgt für gesunde Schleimhäute
- 20 ml Brennnesselsaft – regt die Nieren zu vermehrter Urinbildung an
- 40 ml Kartoffelsaft – natürlicher Säurehemmer
- 20 ml Artischockensaft – verbessert die Fettverdauung

Alle Zutaten in die Flasche füllen, vorsichtig verschütteln und den Saft über den Tag verteilt trinken. Sie haben die Wahl, die Säfte mit einem Entsafter selbst herzustellen oder auf fertige Produkte zurückzugreifen. Über mehrere Wochen getrunken, entlastet der Mischsaft den Körper und verbessert die Fettverdauung.

Bitteressig – Zum Abschmecken von Salaten und zum Ankurbeln der Fettverdauung

- bittere Kräutermischung:
  - 2 EL Engelwurz, geschnitten
  - 1 EL Löwenzahnwurzel, grob geschnitten
  - je ein Zweiglein Rosmarin und Salbei
- ¼ l Apfelessig – entwässert

Alle Zutaten in eine Flasche füllen und einige Tage durchziehen lassen, ehe der Essig verwendet werden kann. Solange die Pflanzenteile mit Essig bedeckt sind, müssen sie nicht abgeseiht werden.
Zum Abschmecken von Salaten verwenden oder 1 EL in ½ Glas Wasser geben und bis zu 3-mal täglich zwischen den Mahlzeiten 1 Glas davon trinken.

Fertigpräparate: Bitter-Spray akut (Marktapotheke Greiff), Bitterspray B12 mit Aronia, alkoholfrei (Salufast), Bitterkraft Original Spray (Gutsmiedl), Artischocke naturreiner Heilpflanzensaft (Schoenenberger), Abtei Fettverdauung aktiv (Omega Pharma), Hawlik Ingwer Extrakt

HORMONE UND BITTERSTOFFE – EINE SPEZIELLE LIAISON

Kurz erklärt Das Hormonsystem ist sehr komplex und beeinflusst fast alle Körperfunktionen: Neben Stoffwechsel und Fortpflanzung auch die Atmung, die psychische Verfassung, das Altern oder die Körpertemperatur. Spezialisierte Zellen produzieren Botenstoffe, die nach dem Schlüssel-Schloss-Prinzip an spezifische Rezeptoren andocken und so Reaktionen auslösen können. Das Hormonsystem reagiert allgemein sehr empfindlich

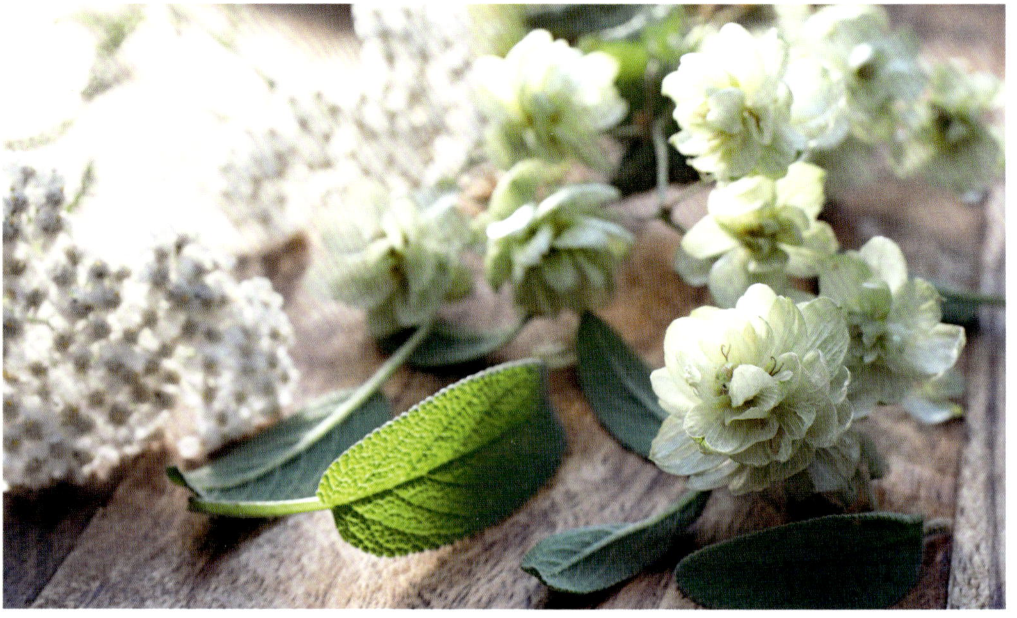

Schafgarbe, Salbei und Hopfenzapfen

auf Störungen und Reize sowie auf eine Über- und Untertherapie. Insgesamt nehmen hormonell bedingte Erkrankungen zu. Dazu zählen insbesondere: Schilddrüsenerkrankungen mit einer Unterfunktion, Beschwerden in den Wechseljahren, unerfüllter Kinderwunsch, Vorstufen des Diabetes und Diabetes wie auch eine Erschöpfung der Nebennieren durch anhaltende Stressbelastung.

Typische Symptome Leider sind die Symptome einer Hormonstörung unspezifisch und können variieren. Verdächtig sind jedoch: anhaltende Müdigkeit, grundlose Stimmungsschwankungen, Konzentrationsstörungen, Schlafstörungen, ungewollte Gewichtszu- oder -abnahme, Zyklusunregelmäßigkeiten, unerfüllter Kinderwunsch wie auch Haarausfall.

Zum Arzt Bei Verdacht auf eine Hormonstörung wenden Sie sich bitte an einen Arzt. Ein Endokrinologe oder ein Frauenarzt sind meist die richtigen Ansprechpartner. Da jedoch alle verschreibungspflichtigen Hormonpräparte auch Nebenwirkungen nach sich ziehen, ist in einigen Fällen die bioidentische Hormontherapie eine nebenwirkungsarme Alternative. Ärzte und insbesondere Heilpraktiker sind auf diesem Gebiet tätig. Nähere Informationen finden Sie auf meiner Homepage www.heilpraktikerin-ritter-claudia.de.

Die Behandlung unterstützen Die Anzahl der Stoffe mit schädigender Wirkung auf das Hormonsystem ist mittlerweile unüberschaubar groß geworden. Einige der Umweltfaktoren können Sie gar nicht mehr selbst beeinflussen, andere schon. Dazu zählen das Meiden von: Xenoöstrogenen, die als Weichmacher in Plastikgeschirr, PVC-Böden,

Vliestapeten, Kunstleder und Kleinkindspielzeugen vorkommen; Elektrosmog wie Handystrahlung; Amalgamfüllungen; synthetische Bestandteile in Kosmetikprodukten sowie Bestandteile von Unkrautvernichtungsmitteln in der Luft, im Wasser und der Nahrung. Biologisch angebaute Lebensmittel, Naturkosmetik, schadstofffreie Möbel und Baumaterialien bringen hier eindeutige Vorteile.

Wie Bitterstoffe helfen Generell haben Bitterstoffe keinen direkten Einfluss auf das Hormonsystem. Das Zusammenspiel von Leberfunktion und Hormonen ist jedoch sehr beeindruckend. Vor allem jene Hormone, die auf Cholesterinbasis aufgebaut sind, werden in der Leber wieder abgebaut. Dazu gehören alle Sexualhormone (Progesteron, Östrogene, Testosteron) wie auch Cortison, welches einen Einfluss auf das Immunsystem und Entzündungsprozesse hat. Zusätzlich aktiviert die Leber Schilddrüsenhormone und stellt Angiotensinogen her – eine Hormonvorstufe, welche umgewandelt in der Niere den Blutdruck und den Wasserhalt reguliert. Ergo: Bei einer gestörten oder überlasteten Leber können demnach eine Reihe von Hormonen nicht mehr effizient aktiviert oder abgebaut werden, wodurch sich Hormonstörungen ergeben können. Schmerzhafte Regelblutungen, Gewichtszunahme bei Frauen und Männern, Akne und Haarausfall sind nur einige dieser Folgen. Alle Bitterstoffpflanzen können hier sanft unterstützen.

Und doch gibt es einige bittere Pflanzen, die seit Jahrhunderten insbesondere in der Frauenheilkunde gebraucht werden. Es sind Pflanzen, die neben Bitterstoffen noch hormonähnliche Substanzen bilden und so Beschwerden ausgleichen können. Die durchblutungsfördernden Eigenschaften von **Beifuß** waren einst allen Kräuterweibern und Hebammen bekannt. „Beifuß bringt alles in Fluss“, hieß es. Beifuß regt den Kreislauf, die Lebertätigkeit, die Hypophyse und die Keimdrüsen an, aktiviert so die Entgiftungswege über den Stuhl und den Schweiß und verstärkt die Menstruation.

Hopfenzapfen haben eine leicht östrogene Wirkung und sind vor allem für Frauen in den späten Wechseljahren von Vorteil, die wenig Östrogen produzieren und schlecht schlafen.

Auch **Salbei** besitzt östrogenähnliche Stoffe. Seine Domäne ist die Wärmeregulation. Übermäßiges Schwitzen, wie es in Zeiten der Wechseljahre häufig vorkommt, kann durch Salbeizubereitungen effektiv gebremst werden.

Die bittere **Schafgarbe** ist eher zu Beginn der Wechseljahre gefragt, wenn die Gestagenproduktion nachlässt und sich schmerzhafte, starke, lang andauernde Monatsblutungen einstellen. Insbesondere bei hellroten Blutungen wird die Schafgarbe gebraucht.

Rezepte

Alle bitteren Pflanzen können indirekt die Hormonfunktion unterstützen. Für spezifische Beschwerden helfen diese vier Rezepte:

Beifußtee – Aktiviert den Hormonhaushalt, bringt „alles in Fluss“

Trocknen Sie die frisch geschnittenen oberirdischen Teile mit den Triebspitzen. Zur Teezubereitung 1 TL getrocknetes Kraut mit 1 Tasse siedendem Wasser übergießen, 8–10 min zugedeckt ziehen lassen, ehe Sie ihn abseihen. Maximal 3 Tassen pro Tag ist hier die richtige Dosierung.

Hopfenzapfen-Tee – Für die schlaflose Frau in den Wechseljahren
1 Teelöffel Hopfenzapfen mit 150 ml siedendem Wasser überbrühen, zugedeckt 10 min durchziehen lassen, danach abseihen. Je nach Beschwerden maximal 3 Tassen über den Tag verteilt trinken; bei Schlafstörungen 1 Stunde vor dem Schlafengehen 1 Tasse zubereiten und schluckweise trinken.

Salbeitinktur – Für Frauen mit übermäßiger Schweißbildung
1 Teil zerkleinerte Salbeiblätter mit 5 Teilen 45%igem Alkohol (Doppelkorn) übergießen und 2 Wochen in einem sauberen Schraubglas ansetzen, anschließend abfiltrieren, in Braunglasflaschen abfüllen

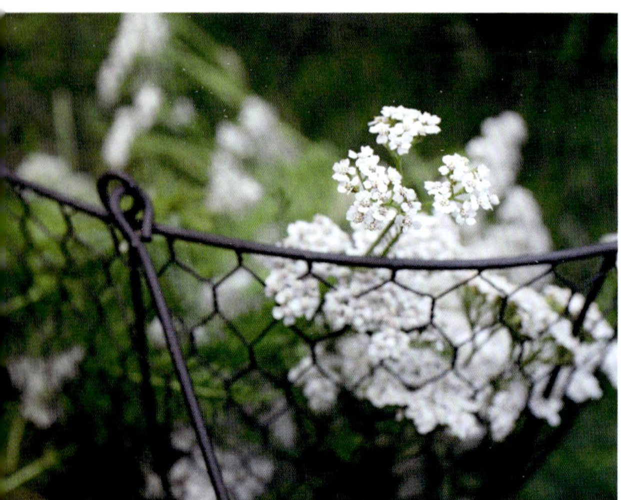

Frisch gesammelte Schafgarbe.

und beschriften. Davon 2- bis 3-mal täglich 15–25 Tropfen gelöst in etwas Wasser einnehmen. Die Tinktur ist nicht zur Langzeitanwendung gedacht.

Schafgarben-Tinktur – Schnelle Hilfe für Frauen mit starken Blutungen
Die Tinktur wie im obigen Rezept angeben zubereiten. Bei Bedarf bis zu 3-mal täglich 10–25 Tropfen gelöst in etwas Wasser einnehmen.

DIE LEBER REGENERIEREN – DOMÄNE DER BITTERSTOFFE

Kurz erklärt Die Leber ist unermüdlich im Einsatz, besitzt eine erstaunliche Regenerationsfähigkeit und hat vielfältige Aufgaben. Mit einem Gewicht von 1,4–1,8 kg ist sie das schwerste innere Organ und die größte Verdauungsdrüse. Sie speichert Zucker, Vitamine, Eisen, Fette und Eiweißbausteine (Aminosäuren), die nicht unmittelbar für den Stoffwechsel benötigt werden. Außerdem bildet sie täglich rund 1 l Galle (siehe Seite 84), Stoffe für die Blutgerinnung und Cholesterinbildung, Ausgangsprodukte für Hormone und entgiftet so ziemlich alles, was im Überschuss vorhanden ist oder seine Aufgaben erledigt hat. Dazu gehören geschädigte und alte rote Blutkörperchen, stickstoffhaltige Stoffwechselprodukte wie Ammoniak, Medikamentenrückstände und Toxine aller Art. Durch übermäßiges und fettes Essen sowie übermäßigen Alkoholkonsum wird der Leber viel zugemutet, aber auch Viren, Stoffwechselerkrankungen und Autoimmunprozesse können die Leber schädigen. Kann die Leber nicht mehr

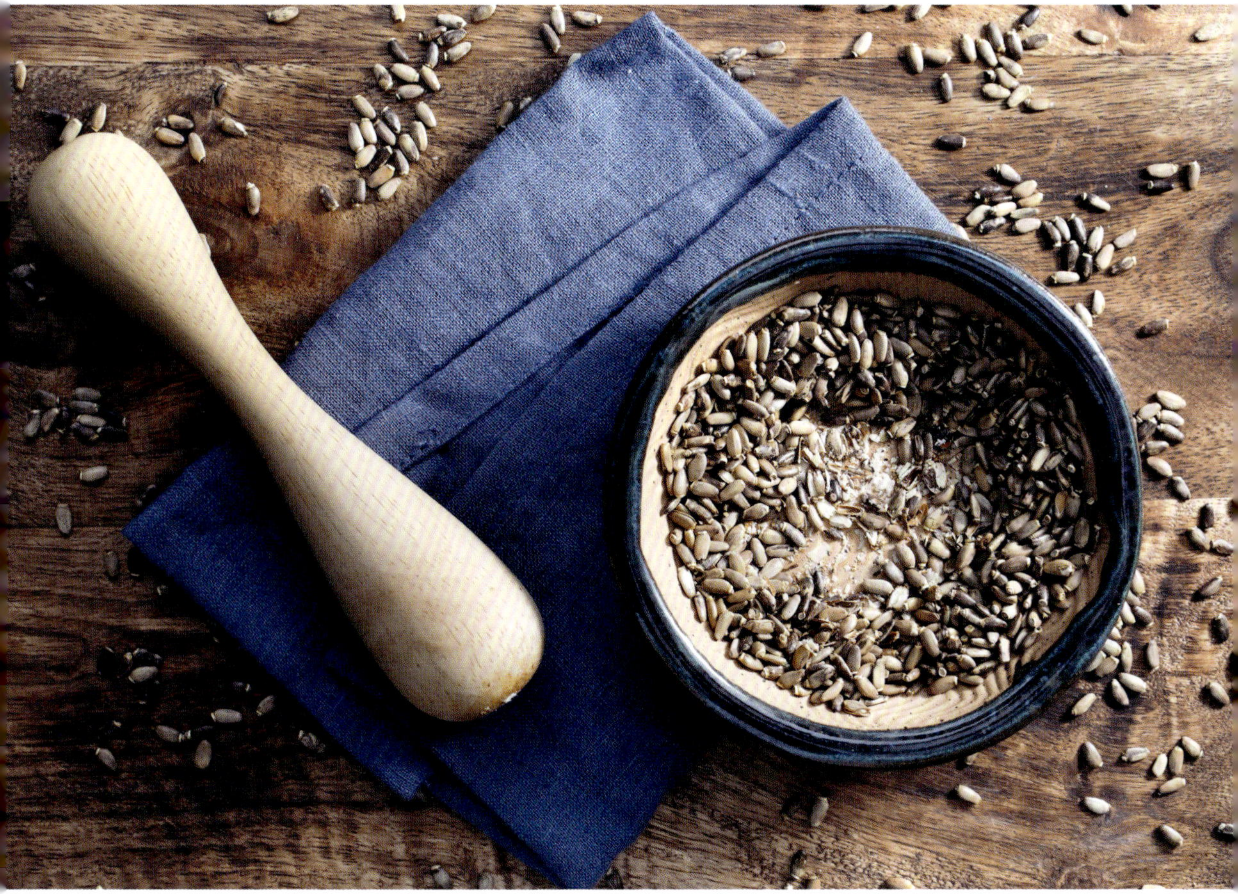

Mariendistelsamen sind das Top-Heilmittel für die Leber.

richtig arbeiten oder wird sie wegen einer toxischen Überbelastung träge, sammeln sich Giftstoffe an, die wiederum Entzündungen oder eine oxidative Belastung bewirken.

Typische Beschwerden „Müdigkeit ist der Schmerz der Leber", heißt es im Volksmund. Die Leber hat keine Schmerzrezeptoren; die typischen Leberbeschwerden sind Völle- und Druckgefühl im rechten Oberbauch, Müdigkeit, Abgeschlagenheit und Leistungsabfall. Da das Organ unglaublich widerstandsfähig ist, machen sich Lebererkrankungen erst in einem späten Stadium bemerkbar. Eine Gelbfärbung der Haut und der Skleren der Augen, ein generalisierter Juckreiz der Haut, sternförmige Erweiterungen der Blutgefäße (Spider naevi) oder fleckig gerötete Handinnenflächen deuten auf eine bereits starke Leberfunktionsstörung hin. Dann ist der Gang zum Arzt nötig.

Leberstörungen haben jedoch auch Auswirkungen auf die Psyche. Negative Emotionen wie Frust, Ärger, Wut und Zorn sind der Sitz der Leber. Das weiß auch der Volksmund. Wem die „Laus über die Leber gelaufen ist“ oder wer als „beleidigte Leberwurst“ bezeichnet wird, ist schnell verärgert. Wer hingegen „frei von der Leber weg redet“, kann den Ärger und Zorn abbauen.

Und aus der Traditionellen Chinesischen Medizin kennen wir auch den Organbezug zum Schlaf. Zwar erledigt die Leber ihre Aufgaben rund um die Uhr. Doch in der Nacht, insbesondere zwischen 1 und 3 Uhr morgens, ist sie besonders aktiv. Wer regelmäßig um diese Zeit aufwacht, sollte an eine Leberfunktionsstörung denken.

Die Behandlung unterstützen Chronische Leberleiden können Sie noch mit der Gabe von Vitalstoffen unterstützen. Beispielsweise mit einem Vitamin-B-Komplex, der ausreichend Cholin und B_6 enthält; Vitamin C hilft der Leber bei der Entgiftung, Zink dient zur Versorgung von Leberzellen, Selen als Schutz für Leberzellen.

Der Verzicht auf Alkohol, eine ausgewogene Ernährung, Bewegung, wenn nötig Abnehmen und eine gute Blutzuckereinstellung tun der Leber gut. Besonders gut arbeitet die Leber im Liegen, und Leberwickel mit bitteren Kräuterzusätzen kannten bereits unsere Großmütter.

Zum Arzt Schulmediziner untersuchen vorrangig Blutwerte, um die Funktion der Leber zu beurteilen. Sogenannte „Leberwerte“ sind eine Gruppe verschiedener Laborparameter, die Hinweise auf Lebererkrankungen geben. Die wichtigsten sind:

- GPT (Glutamat-Pyruvat-Transaminase). Dieser Leberwert kommt fast ausschließlich im Inneren der Leberzellen vor und ist der einzig „echte“ Leberwert. Wenn er erhöht ist, ist das ein deutlicher Hinweis für zerstörte Leberzellen und eine Lebererkrankung.
- GOT (Glutamat-Oxalacetat-Transaminase). Dieses Enzym kommt in der Leber, aber auch in der Skelett- und Herzmuskulatur vor. Nur in der Gesamtschau kann also auf einen Leberschaden geschlossen werden.
- GGT / Gamma-GT-Wert (Gamma-Glutamyltransferase). Ein weiteres wichtiges Enzym, das jedoch auch in der Bauchspeicheldrüse und den Nieren vorkommt. Wenn jedoch GGT, GOT und GPT erhöht sind, dann handelt es sich ziemlich sicher um eine Lebererkrankung.
- AP (alkalische Phosphatase). Dabei handelt es sich um einen Sammelbegriff verschiedener Enzyme, die auch in Knochen, Muskeln und Gallengängen vorkommen.

Weitere wichtige Diagnose-Werkzeuge sind Ultraschall und gegebenenfalls eine Leberpunktion.

Wie Bitterstoffe helfen Der Leberstoffwechsel ist die Domäne der Bitterstoffe. Grundsätzlich helfen alle in diesem Ratgeber vorgestellten Pflanzenbeispiele (siehe Kurzporträts auf den Seiten 19 bis 55) der Leber in ihrer Funktion. Leberwirksame Pflanzen kommen insbesondere aus der Gruppe der Korbblüten- und Enziangewächse. Die Mariendistel, das Benediktenkraut oder die Artischocke sind Vertreter der Korbblütengewächse, zu der auch die Artemisien gehören: Wermut, Beifuß, Estragon oder Eberraute. Von Nutzen für die Leber sind Enziangewächse wie das Tausendgüldenkraut und der Gelbe Enzian.

Einen besonderen Stellenwert bei der Regeneration von Leberschäden hat jedoch die **Mariendistel**. Ihr therapeutischer Nutzen bei Lebererkrankungen ist umfangreicher als der anderer bitterer Pflanzen. So kann sie sowohl Leberzellmembranen stabilisieren, sodass weniger Zellgifte in die Leberzelle gelangen, als auch sie regenerieren, und sie unterstützt die Leberentgiftung. Lebervergiftungen, sogenannte Leberintoxikationen, kommen durch Alkohol- und Drogenmissbrauch, lebergiftige Arzneien, Lebensmittelvergiftungen, Pilzvergiftungen (beispielsweise Knollenblätterpilz), überschüssiges Eisen oder auch Umweltgifte wie Farben und Lacke vor. Zudem bewirkt die Mariendistel eine Senkung der Transaminasenaktivität (GPT, GOT), der alkalischen Phosphatase, von Cholesterin und Bilirubin – dem Gallenfarbstoff, der bei Ansammlung im Körper zu Müdigkeit, Kopfschmerzen und Gelbfärbung der Haut führen kann. Dieses umfangreiche Wirkspektrum wird durch Silymarin begründet, einem Gemisch aus verschiedenen Wirkstoffen wie Silibinin, Silychristin, Silydianin, welches nur in der Mariendistel vorkommt.

Rezepte

Anwendungen mit der Mariendistel

Tee aus Mariendistelfrüchten – Geeignet bei leichten Leberfunktionsstörungen wie Völle- und Druckgefühl im rechten Oberbauch, abnehmender Leistungsfähigkeit
1 TL Mariendistelfrüchte im Mörser anquetschen, mit 1 Tasse heißem Wasser übergießen, 10–15 Min ziehen lassen, danach abseihen. Den Tee noch heiß und schluckweise trinken, vorzugsweise am Morgen. Davon können Sie bis zu 3 Tassen täglich trinken.
Manche bezeichnen den Geschmack als fade und fettig. Zur Geschmacksverbesserung können Sie noch einige Pfefferminzblätter zugeben.

Tinktur aus Mariendistelfrüchten – Hat eine stärkere Wirkung als der Tee
Da der Hauptwirkstoff, das Silymarin, nicht gut wasserlöslich ist, empfehlen sich andere Zubereitungsarten wie etwa eine Tinktur. Da jedoch die Leber empfindlich auf Alkohol reagiert, ist diese Zubereitungsart nur für eine Kurzzeitanwendung gedacht, aber generell nicht für Alkoholkranke.
Eine Handvoll frisch zerkleinerte Mariendistelfrüchte in ein sauberes Schraubglas füllen und mit 60%igem Alkohol aus der Apotheke übergießen. Bewährt hat sich das Verhältnis 1:5. Die Mischung täglich schütteln und nach 2–4 Wochen abseihen. Die fertige Tinktur am besten in einem Braunglasfläschchen mit Tropfpipette aufbewahren. Einnahme: 20 Tropfen in eine Tasse Pfefferminztee geben und bis zu 3 Tassen dieser Mischung täglich trinken.

Fertigpräparate aus der Mariendistel:

Extrakte, Kapseln, Dragees oder Tabletten bekommen Sie in Drogerien und Apotheken. Sie haben den Vorteil, dass der Wirkstoffgehalt standardisiert ist und sie keinen Alkohol enthalten.
Beispielpräparate: Silymarin-Loges Hartkapseln, Alepa Mariendistel Bio-Leber-Tonikum (Salus), Hepar-Pasc-Filmtabletten (Pascoe), Mariendistel Extrakt (Sunday Natural), Hepaverde 100 (Nicapur)

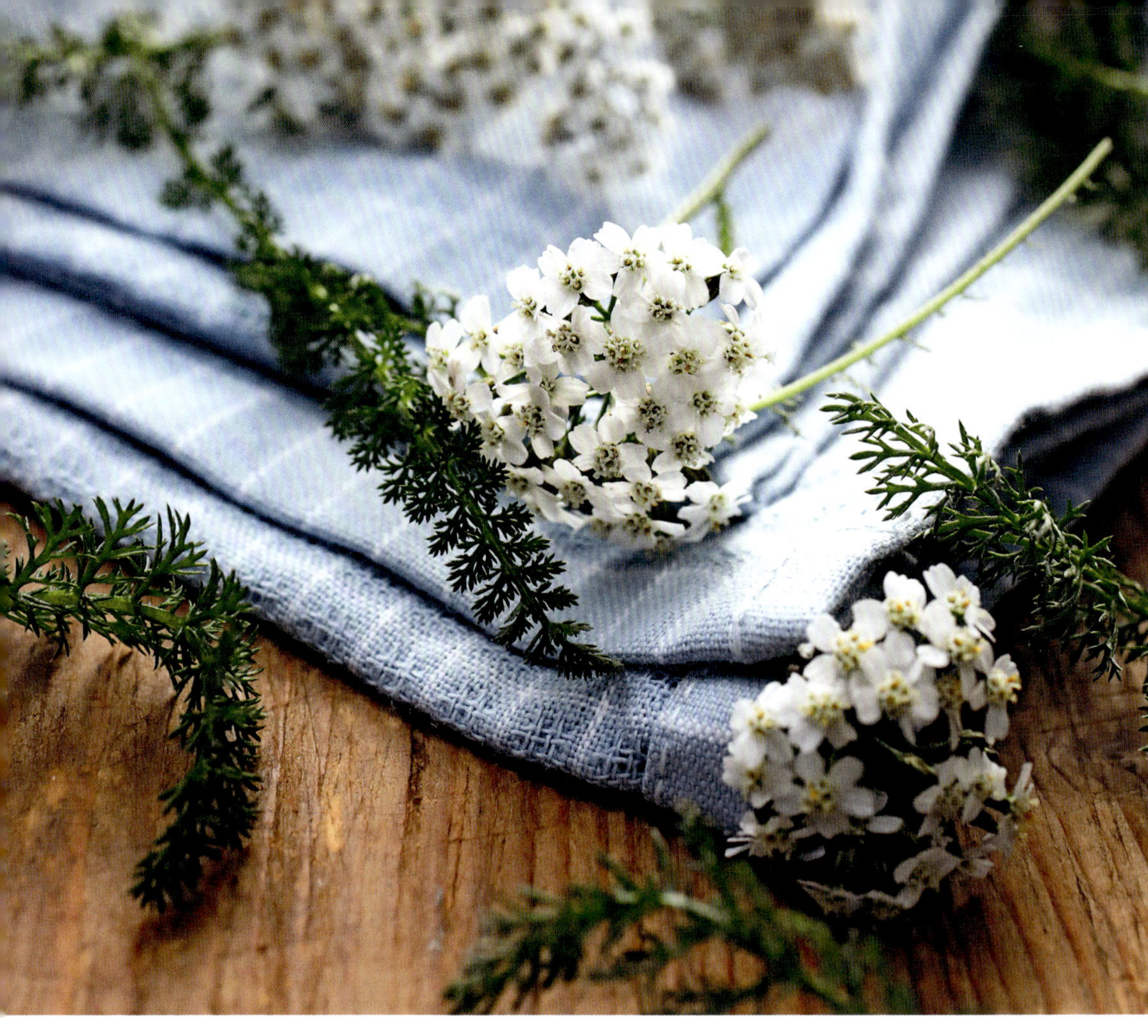

Zutaten für den feuchtwarmen Leberwickel.

Lebertee – Bei chronischen Leberleiden und zum Leberschutz

- 5 g Wermutkraut
- 20 g Odermennigkraut
- 15 g Schafgarbenkraut
- 10 g Angelikawurzel
- 20 g Löwenzahnkraut

1 TL der Mischung mit 1 Tasse heißem Wasser übergießen, 10 min ziehen lassen, danach abseihen. Davon 2 Tassen täglich ungesüßt trinken. Beste Zeit ist der Morgen und gegen 14 Uhr.

Leber-Detox-Tropfen ohne Alkohol
Zutaten für eine 100-ml-Tropfflasche:

- 40 ml Apfelessig und
- 60 ml starker Kräutersud, bestehend aus je 5 g
- Löwenzahnwurzel
- Enzianwurzel
- Mariendistelsamen
- Odermennigkraut
- Benediktenkraut

Die Kräuter mit 70 ml heißem Wasser überbrühen und 10 min ziehen lassen, dann abseihen. Den kräftig bitter schmeckenden Sud mit Apfelessig mischen. Kurmäßig bis zu 3-mal täglich 10 Tropfen auf die Zunge geben und einspeicheln.

Feuchtwarmer Leberwickel – Im Liegen die Leberdurchblutung fördern, Entgiftungsprozesse beschleunigen
3–6 EL blühendes Schafgarbenkraut mit ½ l heißem (80 °C) Wasser überbrühen, 10–15 min bedeckt ziehen lassen und in eine Schüssel abseihen. Noch 1 l siedendes Wasser zugießen. Ein Wickeltuch (wahlweise Geschirrtuch, Stoffwindel) in den Bittertee tauchen, vorsichtig herausnehmen, auswringen und so heiß wie möglich (ohne sich jedoch zu verbrühen!) auf den rechten Oberbauch auflegen. Mit einem großen trockenen Handtuch bedecken und darauf eine Wärmflasche auflegen. Gemütlich im Liegen entspannen und nach 30–45 min den Leberwickel abnehmen. Eine Nachruhezeit von 20–30 min unterstützt die Wirkung.
Ein Leberwickel wirkt wie ein Kurzurlaub für die Leber. Besonders während einer Fastenkur kann er täglich angewendet werden. Unmittelbar vor dem Schlafengehen hat er eine entspannende Wirkung und kann das Durchschlafen verbessern. Nicht anwenden sollten Sie ihn bei Hautentzündungen im Rumpf oder wenn sich dort Schmerzen durch die Wärmeanwendung verstärken. Anwendungsdauer: bei Bedarf oder kurmäßig im Frühjahr und Herbst 2–3 Wochen lang täglich.

AUF DEN MAGEN GESCHLAGEN

Kurz erklärt Der Magen ist Teil des Verdauungstrakts und ein recht dehnbares und elastisches Hohlorgan. Speichern, Zerkleinern und Transportieren von Nahrung sind seine wichtigsten Aufgaben. Die Magenwand besteht aus drei Muskelschichten, die sich in unterschiedlichen Richtungen wellenartig zusammenziehen und wie eine Knetmaschine funktionieren. Dadurch wird Nahrungsbrei zerdrückt und durchmischt. Drüsen in der Magenschleimhaut geben den sauren Magensaft ab, der neben Salzsäure, Schleim und Intrinsic-Faktor (einem speziellen Transportprotein zur Aufnahme von Vitamin B12) auch Enzyme (Pepsinogen, das in Pepsin umgewandelt wird) zur Fett- und Eiweißverdauung enthält. Magensaft ist mit einem pH-Wert von 1 bis 3 von Natur aus sauer. Nur so können wir Eiweiß verdauen, gleichzeitig werden durch die Säure bereits die meisten Keime abgetötet.
Leicht verdauliche Speisen wie Gekochtes und Püriertes bleibt nur etwa 2 Stunden im Magen, schwer Verdauliches, fette Braten und Frittiertes viele Stunden. Dann gibt der Magen den Nahrungsbrei portionsweise in den Dünndarm ab.
Typische Beschwerden Viele Menschen haben einen empfindlichen Magen: hektisches Essen, Sahnetorte, Bratwurst, Alkohol, Nikotin, einige Medikamente, aber auch Rohkost können „auf den Magen schlagen“. Fast immer verschlimmern Stress und Ärger die Beschwerden. Die Folgen können vorübergehend sein oder chronisch werden. Reizmagen, Magenschleimhautentzündung (Gastritis), Reflux, Sodbrennen bis zum Geschwür (Ulcus) oder gar Krebs können die Folge sein. Sind die Beschwerden sehr heftig oder länger anhaltend, sollten Sie beim Arzt die Ursachen klären lassen. Die wichtigste Untersuchungsmethode des Magen ist eine Magenspiegelung (Gastroskopie), bei der vorrangig die Schleimhäute betrachtet, oftmals auch Gewebeproben entnommen werden.

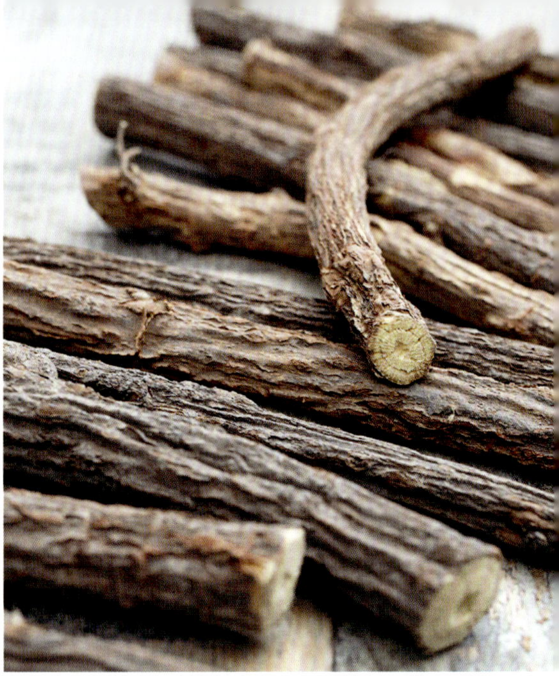

Süßholzwurzel

Um die Ursache Ihrer Beschwerden einzugrenzen, habe ich die Leitsymptome nachfolgend zusammengefasst:

- **Sodbrennen und Reflux**
  Ein unangenehmes Brennen hinter dem Brustbein, vor allem nach fettem Essen, beim Bücken oder im Liegen ist das Leitsymptom für Sodbrennen. Es entsteht immer dann, wenn Magensäure in die Speiseröhre gelangt und dort die empfindlichen Schleimhäute reizt, und ist nicht – wie häufig angenommen – immer auf vermehrte Magensäure zurückzuführen! Auch zu wenig Magensäure kann diese Symptome verursachen, wenn zu wenig verdaute Nahrung im Magen zu gären beginnt, wodurch sich ein Rückstau in die Speiseröhre bilden kann. Eine verminderte Magensäureproduktion kann das Ergebnis von chronischer Gastritis, chronischer Stressbelastung oder magensäurehemmenden Medikamenten (Säureblocker, Protonenpumpenhemmer) sein. Bittere Pflanzenzubereitungen können einen Mangel an Magensäure verbessern. Als dritte bedeutende Ursache für den säurehaltigen Brei in der Speiseröhre kommt eine Erschlaffung zwischen Schließmuskel und Speiseröhre infrage.
- **Magenschleimhautentzündung** (Gastritis)
  Bei Gesunden ist die Magenwand von einer ausreichend dicken Schleimhaut umgeben, die vor der aggressiven Säure schützt. Diese Schutzschicht besteht aus Schleim und Bicarbonat, einem Puffersystem, das die die Magenschleimhaut schützt. Kommt die aggressive Magensäure direkt in Kontakt mit der Magenwand, kann eine Gastritis entstehen. Sie kann akute Beschwerden auslösen oder sich langsam entwickeln (chronische Gastritis). Während eine akute Gastritis typischerweise Bauchschmerzen, Völlegefühl, Aufstoßen, Übelkeit, Appetitlosigkeit und Sodbrennen verursacht, sind die Beschwerden einer chronischen Gastritis meist unspezifisch und können sich durch Druckgefühl im Oberbauch, Völlegefühl, aber auch durch Müdigkeit, Erschöpfung oder Missempfinden äußern. Am häufigsten wird sie durch das Bakterium Helicobacter pylori versursacht, aber auch durch Schmerzmittel, Gallereflux, durch eine Autoimmunreaktion in Kombination mit Diabetes Typ 1 oder Hashimoto (eine chronische Entzündung der Schilddrüse); oder sie entsteht im Alter aufgrund verminderter Zellerneuerung (Altersgastritis).
- **Reizmagen** (Magenneurose)
  Der Reizmagen ist eine Ausschlussdiagnose, bei der organisch nichts festgestellt wurde. Deshalb spricht man häufig von funktionellen Beschwerden. Ein Teil der Betroffenen reagiert mit Symptomen nach den Mahlzeiten, andere unabhängig

vom Essen. Fette Speisen, scharfe Gewürze, Süßigkeiten, Alkohol oder Kaffee sind häufige Auslöser, die andere Gruppe reagiert nach Aufregung, Stress oder Zeitdruck mit Beschwerden im Oberbauch. Das Beschwerdebild ist uneinheitlich und reicht von Übelkeit, Sodbrennen, saurem Aufstoßen, Druckgefühl bis zu Bauchschmerzen.

Zum Arzt Magenschmerzen nach dem Essen können harmlose Ursachen haben, aber auch bei Reizmagen, bei Magenschleimhautentzündung (Gastritis), Magengeschwür oder gar Magenkrebs auftreten. Die Differentialdiagnose muss hier ein Allgemeinmediziner, Internist oder Gastroenterologe vornehmen.

Die Behandlung unterstützen Eine leicht verdauliche Schonkost mit kleinen Portionen und wenig scharfen Gewürzen, das Meiden von Zitrusfrüchten, Kaffee, Alkohol und Tabak kann oft schon Linderung verschaffen. Essen und trinken Sie langsam, meiden Sie sehr heiße wie auch kalte Speisen und Getränke und finden Sie die passende Methode, um Stress abzubauen, beispielsweise mit Yoga oder regelmäßiger Bewegung an der frischen Luft.

Wie Bitterstoffe helfen Je nach Beschwerdebild können Pflanzen mit bitteren Anteilen die Magenfunktion verbessern. Grundsätzlich sorgen Bitterstoffe für eine erhöhte Produktion von Salzsäure, die im Magen gebildet wird; sie sind also bei säurebedingten Magenproblemen ungeeignet. Bei Krämpfen, schwachem oder entzündetem Magen können sie jedoch nützlich sein: So haben Pfefferminzblätter oder bittere Fenchelfrüchte eine krampflösende Wirkung, auch Benediktenkraut entspannt, Pomeranzenblüten sorgen bei nervösem Magen für Ruhe und Gelassenheit, die Schafgarbe wird traditionell bei Blähungen, Krämpfen und Verstopfung verwendet, Salbei lindert Stress und entkrampft den Magen, Enzian, Kalmus oder Galgant gelten als Magentonikum für ältere Menschen mit einer schwachen Verdauung oder chronisch-atrophischer Gastritis, die Kamille ist entzündungshemmend, die Süßholzwurzel reguliert die Säuresekretion im Magen und schützt die Schleimhäute.

In diesem Zusammenhang ist auch das Thema Blutbildung und die Aufnahme von Vitamin B_{12} von Bedeutung. Damit der Körper dieses Vitamin aufnehmen kann, ist ein spezielles Protein, der sogenannte Intrinsic Factor, wichtig, der im Magen – genauer von den sogenannten Belegzellen – gebildet wird. Bitterstoffe können die Aufnahme von Vitamin B12 verbessern und unter anderem die Blutbildung unterstützen.

„Geistige Bitterwässer" werden vielerorts und schon seit alten Zeiten gebraut und in der Selbstmedikation eingenommen: als Aperitif (Magenöffner) oder Digestif vor oder nach einem opulenten Mahl gegen Magengrimmen. Sie sind bei älteren Menschen mit Verdauungsschwäche beliebt.

Tipp aus der Praxis

Grundsätzlich sollten alle Arzneiteemischungen für den Magen körperwarm, also weder heiß noch kalt, getrunken werden. Bei Sodbrennen sollten Sie jedoch die Ursache kennen, denn wenn der Magen ohnehin zu viel Magensäure produziert, können sich durch die Bitterstoffe die Symptome verschlimmern.

Rezepte

Tee für Groß und Klein für den gestressten Magen – Magenschmerzen durch Stress, Ärger, Angst

- 50 g Melissenblätter
- 20 g Kalmuswurzel
- 20 g Pomeranzenblüten
- 10 g Lavendelblüten

1 TL der Mischung mit 1 Tasse siedendem Wasserübergießen, 5–7 min bedeckt ziehen lassen, dann abgießen. Täglich bis zu 3 Tassen davon trinken. Bei Kindern ab dem Grundschulalter bis zum 10. Lebensjahr die Dosierung halbieren.

Tee bei Reizmagen – Mit krampfartigen Schmerzen und schmerzenden Blähungen

- 30 g Pfefferminzblätter
- 30 g Benediktenkraut
- 20 g Kamillenblüten
- 20 g Kümmelfrüchte (frisch gemörsert)

1 TL der Mischung mit 150 ml siedendem Wasser übergießen, 5–7 min ziehen lassen, danach abseihen. Bis zu 3 Tassen täglich nach den Mahlzeiten warm und schluckweise trinken.

Tee bei Gastritis – Akute und chronische Formen mit leichten Krämpfen

- 30 g Süßholzwurzel
- 30 g Kamillenblüten
- 20 g Ringelblumenblüten
- 10 g Engelwurz
- 10 g Pfefferminzblätter

1 TL der Mischung mit 150 ml kochendem Wasser übergießen, 5 min ziehen lassen, danach abseihen. Bis zu 3 Tassen täglich nach den Mahlzeiten warm und schluckweise trinken.

Tinktur bei Schleimhautreizungen – Für Erwachsene

- 20 ml Kamillenblüten-Tinktur
- 20 ml Schargarbenkraut-Tinktur
- 10 ml Salbeiblätter-Tinktur

Die drei Basistinkturen in eine 50-ml-Braunglasflasche mit Tropfpipette füllen und verschütteln. Von der Mischung 1- bis 3-mal täglich 10–30 Tropfen in ein Glas mit lauwarmem Wasser geben und schluckweise einnehmen.

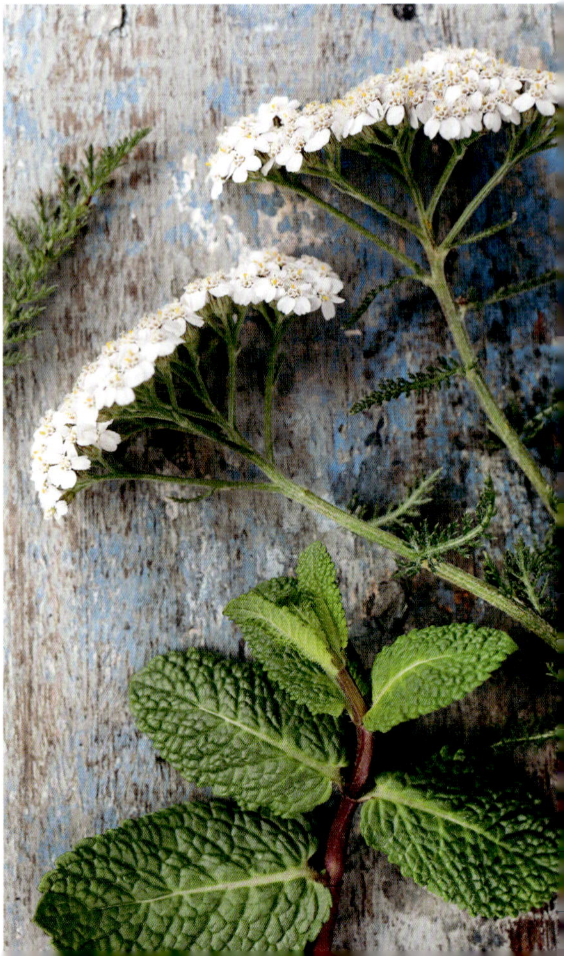

Pfefferminze und Schafgarbe sind eine Wohltat für den Magen.

Bittertee bei Magenbeschwerden
Hervorgerufen durch wenig Magensäure

- 30 g Enzianwurzel
- 20 g Benediktenkraut
- 20 g Tausendgüldenkraut
- 20 g Galgantwurzel
- 10 g Wermutkraut

1 TL der Mischung mit 150 ml kochendem Wasser übergießen, 10 min ziehen lassen, danach abseihen. Bis zu 3 Tassen täglich nach den Mahlzeiten warm und schluckweise trinken.

Magenbitter – Verdauungsfördernder Digestif

- 30 g Engelwurz, kleingeschnitten
- 25 g Kalmuswurzel
- 5 g Wacholderbeeren, frisch gequetscht
- 1 l Kornbranntwein, mindestens 40 % Alkohol

Die Zutaten in eine Weithalsflasche füllen, den Ansatz mindestens 10 Tage ziehen lassen, danach filtrieren. Bei Bedarf 1 Schnapsglas davon nach dem Essen trinken.

Enzian-Kalmuswein – Hilft bei schwachem Altersmagen

- 20 g Enzianwurzel
- 10 g Kalmuswurzel
- 10 g Bitter-Orangenschalen (Bio)
- 1 l Süßwein

Die Zutaten in eine Weithalsflasche füllen, den Ansatz mindestens 10 Tage ziehen lassen, danach filtrieren. Bei Bedarf 1 Likörgläschen davon nach dem Essen trinken.

Fertigpräparate: Iberogast bei Störungen der Magenbewegungen (Bayer), Enzian-Magentonikum, stärkt die Magenfunktion (WALA), Digestodoron Dilution bei Reizmagen (Weleda), Nestmann Legana Tonikum (zur Unterstützung der Magenfunktion)

NERVEN BERUHIGEN – SCHLAFSTÖRUNGEN, NERVOSITÄT, SCHWITZEN

Kurz erklärt Unser vegetatives Nervensystem regelt die Abläufe im Körper, die wir nicht willentlich steuern können. Beinahe alle Körpergewebe sind von einem feinen Nervengeflecht durchsetzt. Eingeweide, Blutgefäße, Drüsen steuern lebenswichtige Funktionen wie den Stoffwechsel, die Atmung, den Kreislauf oder den Wasserhaushalt. Willentlich können wir nicht einfach mal die Verdauung stoppen, die Atmung vollständig beenden oder die Blutgefäße weiten.
Ganz vereinfacht gesagt, regieren im vegetativen Nervensystem zwei Gegenspieler: der Sympathikus und der Parasympathikus. Wenn der Körper Gefahr wittert, wird innerhalb von Sekundenbruchteilen das sympathische Nervensystem aktiviert. Der Blutdruck erhöht sich, die Atmung wird verstärkt, die Bronchien geweitet, die Schweißdrüsen aktiviert und die Muskeln stärker durchblutet. Hingegen sorgt der Parasympathikus für Regeneration und Erholung und damit erholsamen Schlaf, er kurbelt Stoffwechselvorgänge und die Verdauung an, sorgt für eine Verlangsamung der Herzfrequenz und für die erfolgreichste Erfindung der Evolution: Zeit, Lust und Energie zum Fortpflanzen. Das gesunde Zusammenspiel von Sympathikus und Parasympathikus bewirkt ein lebensnotwendiges Gleichgewicht der Organfunktionen – die

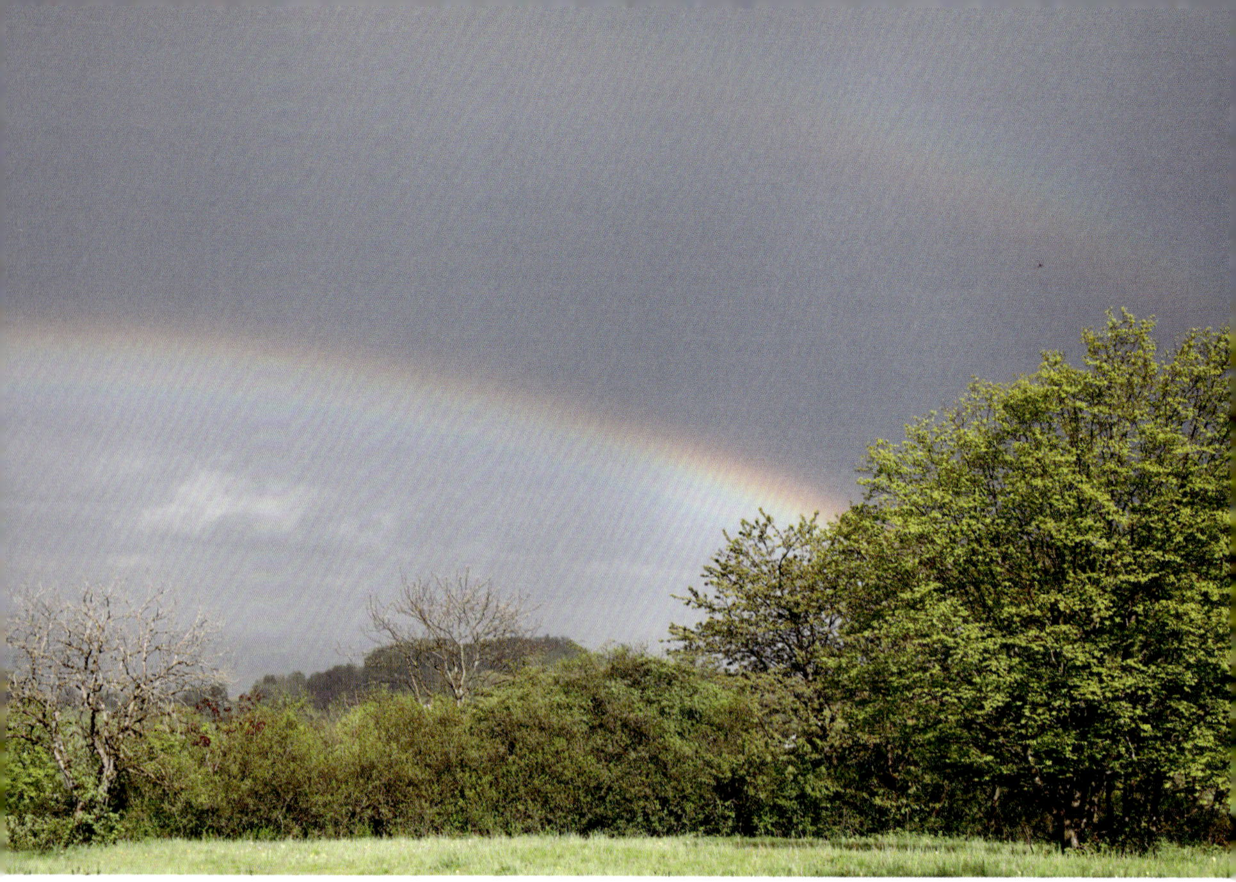

Nichts beruhigt die Nerven besser als die Natur

sogenannte Homöostase. Hinzu kommen weitere autonome Nerven wie das enterische Nervensystem oder vereinfacht „Bauchhirn" genannt, welches die Verdauungstätigkeit steuert und eng mit der Funktion von Parasympathikus und Sympathikus verbunden ist.

Typische Symptome Heutzutage sind viele Menschen überreizt und überschwemmt mit Stress und Terminen. Vor allem in der Altersgruppe 40+ kann sich selten jemand noch ausreichend erholen. Vegetative Symptome sind nun die Folge. Zunächst greift der Körper noch auf Reserven zurück. Wenn diese jedoch verbraucht sind, kann das spürbare Beschwerden auslösen. Die Liste ist lang und reicht von vermehrter Wetterfühligkeit, innerer Unruhe, Nervosität, depressiven Zuständen, Kopfschmerzen, Schwindel, Schlafstörungen, unregelmäßiger Herztätigkeit, Magenschleimhautentzündung (siehe Seite 99 ff.), sexueller Unlust, Schwäche (siehe auch Seite 107 ff.) bis zu einem Säure-Basen-Ungleichgewicht (siehe auch Seite 109 ff.) und ganz allgemein Unwohlsein und dem Gefühl der Überforderung.

Zum Arzt Bei anhaltenden Beschwerden ist ein Besuch beim Arzt oder Heilpraktiker sinnvoll. Eine Erhebung der Krankengeschichte, eine körperliche Untersuchung mit Blutdruckmessung und Blutbild, eventuell EKG und Ultraschall können die Ursache der Symptome eingrenzen. Vielleicht liegt ein Nährstoffmangel oder eine Hormonstörung vor. Sind organische Ursachen ausgeschlossen, kann ein Psychotherapeut Bewältigungsstrategien anbieten.

Hinweis

Über Jahrzehnte waren Medikamente bei Beschwerden des Nervensystems und der Psyche das Mittel der Wahl. Erst mit der Erkenntnis, dass viele dieser Psychopharmaka Nebenwirkungen wie Gewöhnung, Abhängigkeit und Sucht mit sich bringen, hat sich vor allem bei leichten und mittelschweren Erkrankungen der Fokus wieder vermehrt in Richtung Pflanzenheilkunde verschoben, welche für mich in diesen Fällen das Mittel der Wahl ist.

Die Behandlung unterstützen In den allermeisten Fällen wirken sich ein geregelter Tagesablauf, eine vitalstoffreiche Ernährung, die Beschränkung auf wichtige Termine, Ausdauersport oder einfach nur regelmäßiges Gehen an der frischen Luft (vorzugsweise im Wald, denn Waldbaden aktiviert bestimmte Teile des Immunsystems) und Entspannungstechniken wie Autogenes Training oder Yoga positiv auf die Beschwerden aus.

Wie Bitterstoffe helfen Im ganzheitlichen Verständnis von Gesundheit, Krankheit und Genesung nimmt jede akute und chronische Erkrankung Einfluss auf das Nervensystem. Generell sind Erkrankungen Energieräuber und beeinflussen damit die nervliche Stabilität und die psychische Stimmung.

Wie Sie bereits bemerkt haben, haben Bitterstoffe eine unglaubliche Bandbreite und eher eine indirekte Auswirkung und positive Beeinflussung auf das Gesamtbefinden eines Menschen. Besonders „Leberstörungen", die Domäne der Bitterpflanzen (siehe auch Seite 94ff.), gehen recht häufig mit Verstimmungen, Depressionen und Müdigkeit einher. In der Traditionellen Europäischen Medizin werden seit Jahrhunderten bei Nervenschwäche fast immer auch Bitterstoffe gegeben, da sie generell den Menschen, aber auch spezifisch das Nervensystem stärken. Hopfen ist ein Beispiel für ein Bitter- und Nervenmittel zugleich. Er regt den Stoffwechsel an, hilft bei Schlaf- und Unruhezuständen und leichten Ängsten. Die Engelwurz ist in vielen alten Kräuterbüchern als „Angstwurz" gelistet und hilfreich bei allgemeiner Schwäche, überreiztem Nervensystem sowie erhöhter Belastung. Wegwarten wurden in alten Zeiten als ausleitendes Mittel verwendet, um die „Schwarzgalle" (worunter Melancholie zu verstehen ist) auszuleiten. Die Pomeranze ist ein mild beruhigendes Mittel und wird deshalb gerne für Kinder und von sensiblen Menschen verwendet. Für alle, die vor Aufregung und Nervosität vermehrt schwitzen, ist Salbei ein lang erprobtes Mittel.

Rezepte

Teerezept bei nervöser Unruhe und Einschlafstörungen – Für Erwachsene

- 40 g Hopfenzapfen
- 30 g Baldrianwurzel
- 20 g Pomeranzenblüten und -blätter
- 10 g Bitterkleeblätter

1 gehäuften TL der Mischung mit 1 Tasse siedend heißem Wasser übergießen, 10 min ziehen lassen, dann abseihen. 2 Tassen tagsüber, bei Schlafstörungen 1–2 Tassen abends 30 min vor dem Schlafengehen schluckweise trinken.

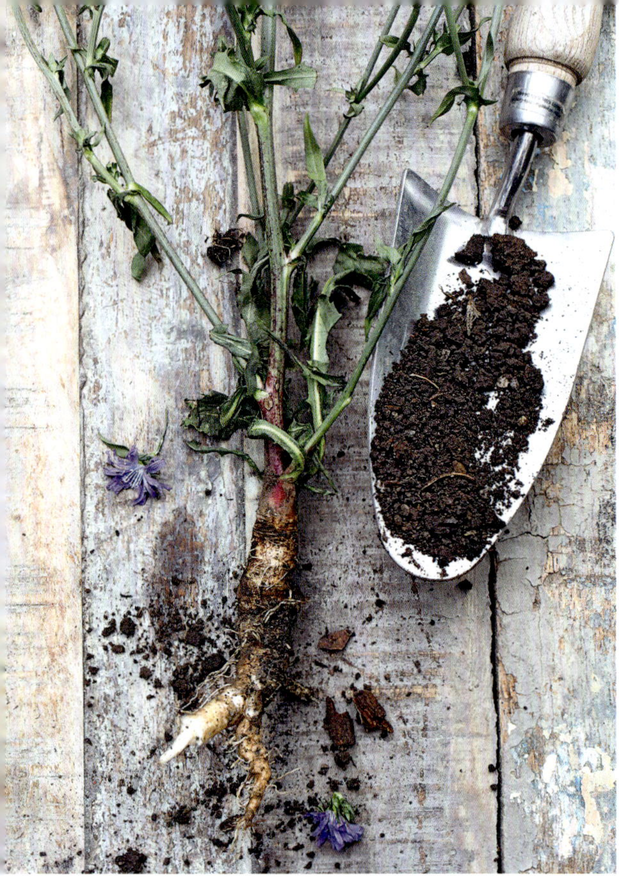

Wegwarten-Wurzel

Teerezept bei nervöser Unruhe – Für Sensible und Kinder

- 10 g Pomeranzenschalen
- 10 g Pomeranzen- oder Orangenblüten
- 20 g Melissenblätter
- 10 g Baldrianwurzel

1 TL der Mischung mit 1 Tasse siedend heißem Wasser übergießen, 10 min ziehen lassen, dann abseihen. 2 Tassen tagsüber, bei Schlafstörungen 1–2 Tassen abends 30 min vor dem Schlafengehen schluckweise trinken.

Nervenberuhigender Tee – Bei Ängsten und Schlaflosigkeit

- 25 g Engelwurz
- 25 g Melissenblätter
- 20 g Hopfenzapfen
- 20 g Lavendelblüten
- 10 g Schafgarbenkraut

1 TL dieser Mischung mit 1 Tasse siedend heißem Wasser übergießen, 10 min ziehen lassen, dann abseihen. 2 Tassen tagsüber, bei Schlafstörungen 1–2 Tassen abends 30 min vor dem Schlafengehen schluckweise trinken.

Teerezept bei nervösen Herzbeschwerden

- 20 g Herzgespannkraut
- 20 g Pomeranzenblüten
- 10 g Weißdornblüten

1 TL der Mischung mit 1 Tasse siedend heißem Wasser übergießen, 10 min ziehen lassen, dann abseihen. Die Mischung nur nach Absprache mit dem behandelnden Arzt oder Heilpraktiker einnehmen.

Teerezept bei depressiven Verstimmungen – Mit träger Verdauung

- 30 g Wegwartenwurzel
- 20 g Johanniskraut

1 TL der Mischung mit 1 Tasse siedend heißem Wasser übergießen, 10 min ziehen lassen, dann abseihen. 2 Tassen täglich längstens über 2–3 Wochen einnehmen. Bei längerer Einnahme kann Johanniskraut mit einigen Medikamenten (v. a. Anti-Baby-Pille, blutverdünnende Mittel, Immunsuppressiva) eine unerwünschte Wechselwirkung haben.

Teerezept bei vermehrter Schweißbildung

1 TL geschnittene Salbeiblätter mit siedendem Wasser übergießen, 10 min zugedeckt ziehen lassen, dann abseihen. Den Tee zuerst abkühlen lassen, ehe Sie ihn genießen. Davon 2–3 Tassen täglich über einen Zeitraum von 2–4 Wochen trinken. Gegen Nachtschweiß sollten Sie 1 Tasse

des kühlen Tees etwa 1 Stunde vor dem Schlafengehen trinken.

Fertigpräparate: Hopfen Extrakt Kapseln (Sunday Natural), Calmina SchlafKraft (ohne Alkohol)

SÄURE-BASEN-GLEICHGEWICHT WIEDERHERSTELLEN

Kurz erklärt Der Säure-Basen-Haushalt ist ein komplexes Zusammenspiel verschiedener Regulationssysteme. Seine wesentliche Aufgabe ist es, den Blut-pH-Wert konstant zwischen 7,35 und 7,45 zu halten. Sogenannte Puffersysteme korrigieren zu starke Abweichungen und verhindern Entgleisungen der pH-Werte in den Körperflüssigkeiten und in den Zellen. Wichtige Bestandteile dieses Puffersystems sind das im Blut gelöste basische Bicarbonat, aber auch Organe wie Nieren, Lunge und Leber haben eine herausragende Rolle beim Abtransport von Säuren.

Bereits kleinere Abweichungen vom optimalen pH-Wert im Blut und in den Zellen führen zu Störungen vieler Stoffwechselprozesse. Der Säure-Basen-Haushalt wird beeinflusst durch unsere Ernährung, unsere Lebensweise und verschiedene, meist chronische Erkrankungen. Die meisten verarbeiteten Nahrungsmittel, insbesondere Zucker und Weißmehl, aber auch Fleisch, Käse und andere Milchprodukte, Alkohol sowie der heutige Lebensstil mit Stress sind Hauptursachen für eine Übersäuerung im Körper. Folglich haben die meisten Menschen eine Säurelast. Diese Säuren auszuscheiden, ist für den Körper nicht ganz so einfach.

Typische Beschwerden Unter einer chronischen Übersäuerung leidet der gesamte Organismus. Es kommt zur Einlagerung von sauren Valenzen in das Bindegewebe, umgekehrt werden Mineralstoffe zur Abpufferung von Säuren aus den Geweben mobilisiert. Jedes Organ oder Gewebe drückt eine Übersäuerung auf eigene Weise aus. Ein rasches Ermüden, Antriebsschwäche, depressive Verstimmungen oder juckende und trockene Haut und sprödes Haar können Symptome einer andauernden schleichenden Überbelastung mit Säuren sein. Knochen, Muskeln und Gelenke werden angegriffen, da basische Verbindungen zur Säurekompensation aus diesen Strukturen freigesetzt werden. Muskel- und Gelenkschmerzen, die sich bereits ohne Belastung zeigen, oder ein verspannter Nacken mit „verfilzten“ Faszien können die Folge sein. Auch im Nahrungsbrei im Darm werden Säuren transportiert. Bei zu hoher Konzentration kommt es zur Reizung der Darmschleimhaut und mitunter zu kurzzeitigem Durchfall oder säuerlich riechendem Stuhl.

Zum Arzt Die so häufig angepriesene Selbsttestung des pH-Wertes mit Indikatorstreifen im Urin zur Beurteilung des Säure-Basen-Haushalts ist einfach und kostengünstig, aber nur bedingt aussagekräftig. Damit wird nicht der Säurezustand im Gewebe, sondern lediglich der des Urins gemessen. Dieser kann je nach Tageszeit oder Nahrungszusammensetzung stark schwanken. Besser ist es, alle 2–3 Stunden tagsüber zu messen und die Werte über einen Zeitraum von 1 Woche zu erfassen. Eine genauere Aussage über die Pufferkapazität beziehungsweise die

Aufnahmekapazität des Urins für Säuren und Basen kann nur mittels Labortests beim Heilpraktiker oder Arzt ermittelt werden.

Die Behandlung unterstützen Vor allem Menschen, die sich zu wenig bewegen, viel Stress haben und sich ungesund ernähren, laufen Gefahr, langsam und unbemerkt in eine chronische Übersäuerung abzugleiten. Der Zusammenhang mit der Ernährung wird zunehmend erforscht. Verschiedene Lebensmittel sind in der Lage, die Produktion von Basen zu unterstützen. Beispiele dafür sind: Kartoffeln, Gurken, Nüsse, Kerne, Samen, Pilze sowie Küchen- wie auch Wildkräuter. Und auch sauer schmeckendes Obst wie etwa Zitrusfrüchte wirkt basenbildend.

Zudem gibt es eine Reihe von Präparaten auf dem Markt, die das Basengleichgewicht wiederherstellen können. Diese sollten jedoch magensaftresistent sein, da sie sonst bereits im Magen ihre Wirkung verlieren (Beispielpräparat: Basentabs von Pascoe).

Wie Bitterstoffe helfen Durch den regelmäßigen Genuss von Bitterstoffen ist es möglich, überschüssige Säure im Körper zu reduzieren und diese im nächsten Schritt aus dem Körper zu entfernen. In der Schule haben wir gelernt, dass eine Base eine Säure neutralisiert. Zum einen gelangen durch den Verzehr von Pflanzen mit bitteren Anteilen basische Verbindungen in den Körper – denn die Pflanzenkost ist durch ihren Mineralstoff- und Spurenelementeanteil so gut wie immer basisch. Zusätzlich fördern bittere Pflanzen vermehrt die Produktion von basischen Drüsensekreten. Der pH-Wert des Gallensafts ist schwach basisch und liegt bei 7,4–7,7,

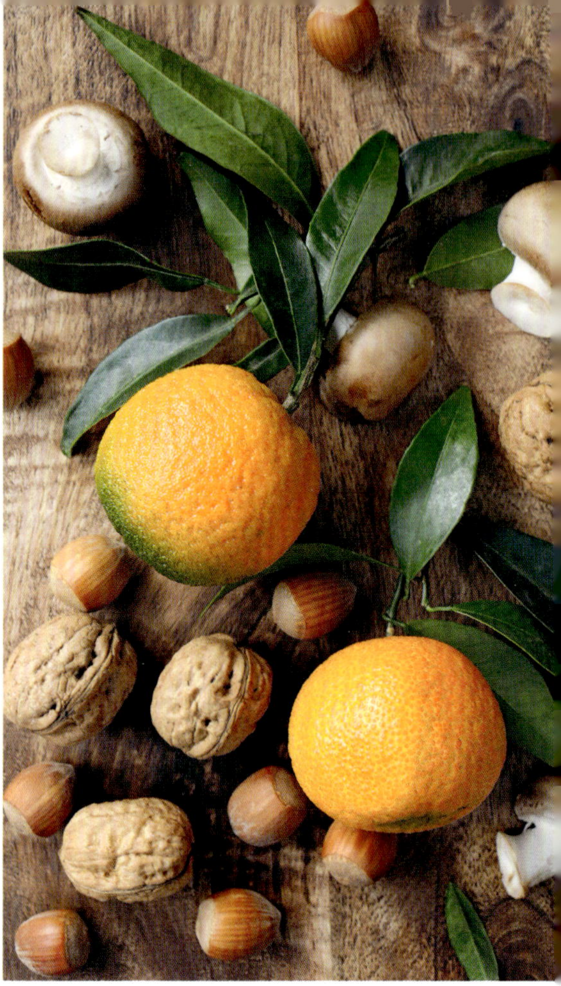

Zitrusfrüchte, Nüsse und Pilze helfen, überschüssige Säure im Körper abzubauen.

das Sekret der Bauchspeicheldrüse zwischen 8–9, Speichelsekret bei etwa 7–7,2. Nur der Magen fällt mit einem sauren pH-Wert zwischen 1 und 1,8 aus dem Rahmen. Säuren und Basen sind also weder gut noch schlecht. Es kommt auf die Balance an. Ein „Bittertag“ pro Woche kann helfen, den übersäuerten Körper zu entlasten. Essen Sie an diesem Tag ausschließlich Basennahrung aus Bitterkräutern oder Bittergemüse. Rezeptvorschläge finden Sie im Anschluss oder auch im Abschnitt „Bitteres genießen lernen“ (Seite 58). Bittere Salate oder Smoothies können Sie täglich als Beilage oder Zwischenmahlzeit in den Speiseplan integrieren.

Rezepte

Bittertee für den „Bittertag“

- Je 20 g Angelikawurzel, Enzianwurzel, Löwenzahnkraut und -wurzel, Tausendgüldenkraut
- Je 5 g bittere Fenchelfrüchte, frisch gemörsert, und Salbeiblätter

1 gehäuften TL der Mischung mit 500 ml Wasser überbrühen, 8 min zugedeckt ziehen lassen, abseihen und in eine Thermoskanne füllen. Den Tee ungesüßt über den Tag verteilt trinken.

Für den Basenkick am Morgen

Rucola-Bananen-Smoothie

Zutaten für 2 Portionen:

- 2 Handvoll Rucola
- 1 reife Banane
- 3 EL Erdmandelflocken
- Saft von 1 Bio-Bitterorange
- 250 ml Wasser

Rucola waschen, abtropfen lassen und grob gezupft in den Mixer geben. Die Banane schälen. Die Erdmandelflocken, den Orangensaft und das Wasser in den Mixer geben und so lange mixen, bis eine sämige Konsistenz entsteht.

Erfrischender Löwenzahn-Smoothie

Zutaten für 2 Personen:

- 1–2 Handvoll frische Löwenzahnblätter
- ⅓ Salatgurke
- 1 Banane
- 1 Birne
- 30 g Chiasamen
- 400 ml Wasser

Zutaten waschen oder schälen und anschließend ausreichend zerkleinern, damit sie gut in den Mixbehälter passen. Löwenzahnblätter, Samen, Obst und Gurke in den Mixbehälter füllen und Wasser hinzugeben. Mixer einschalten und mit niedriger Drehzahl starten, diese dann fortlaufend steigern. Am Ende auf höchster Stufe laufen lassen, damit der Smoothie schön sämig wird. Servieren und gleich genießen.

Basenreiches am Mittag

Gebratener Radicchio

Zutaten für 2 Personen:

- 1 Radicchio
- 2 kleine Zwiebeln
- 1 Knoblauchzehe
- 2–3 EL Olivenöl
- Meersalz, Pfeffer aus der Mühle

Vom Radicchio die äußeren Blätter entfernen, längs achteln und den Strunk herausschneiden – echte Bitterfans hacken ihn klein und braten ihn mit an. Gut abbrausen und anschließend gut abtropfen lassen. Zwiebeln und Knoblauch schälen und fein hacken. In einer großen Pfanne Olivenöl erhitzen. Zwiebeln zugeben und unter Rühren 3 min goldgelb braten. Knoblauch untermischen. Den gut abgetropften Radicchio in die Pfanne geben, bei geringer Hitze 5 min mitbraten, dabei mehrmals wenden. Mit Salz, frisch gemahlenem Pfeffer und einigen Spritzern Olivenöl würzen. Mit heißen Pellkartoffeln servieren.

Chicorée-Gemüse

Zutaten für 2 Personen:

- 2–3 Kolben Chicorée
- 1 kleine Zwiebel
- 6 Cocktail-Tomaten
- 1 TL frische Kräuter (wahlweise Schnittlauch, Petersilie)
- 3 EL Olivenöl
- 3 EL Balsamico-Essig
- Meersalz, Pfeffer aus der Mühle

Chicorée putzen, waschen und in Längsstreifen schneiden. Öl in der Pfanne

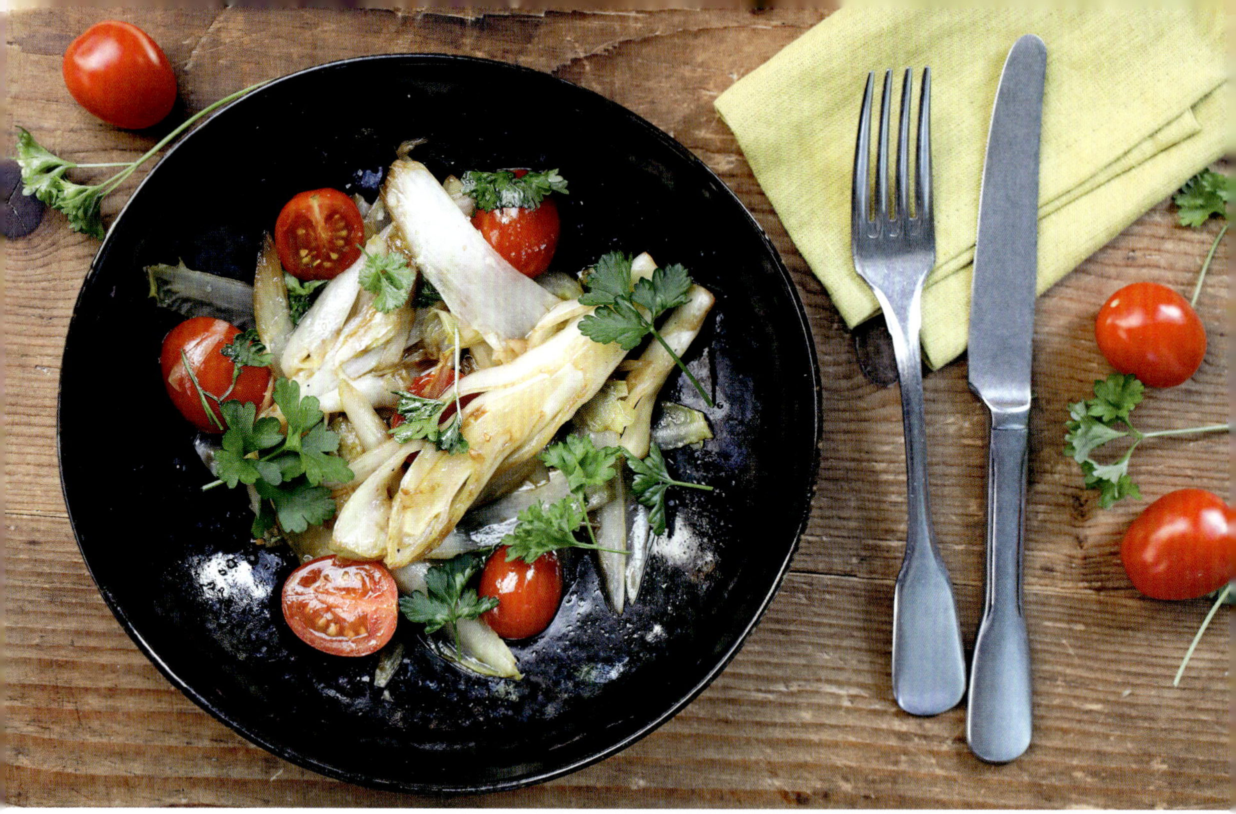

Chicorée-Gemüse

erhitzen, den Chicorée von beiden Seiten anbraten. Mit dem Essig ablöschen und kurz im Sud dünsten lassen. Tomaten waschen, halbieren und zum Chicorée geben, kurz mitdünsten.
Das Gemüse mit Salz, Pfeffer und den Kräutern abschmecken und noch warm servieren.

Beilagen am Abend

Endiviensalat mit Äpfeln und Walnüssen

Zutaten für 2 Personen:

- 1 kleiner Endiviensalat
- 1 kleiner Apfel (vorzugsweise alte Apfelsorte wie 'Boskoop')
- 20 Walnusskernhälften
- Saft einer kleinen Bio-Zitrone
- 3 EL Pflanzenöl
- Meersalz, Pfeffer aus der Mühle

Walnüsse in einem Pfännchen ohne Fett rösten. Herausnehmen, etwas abkühlen lassen und grob hacken. Vom Endiviensalat den Strunk abschneiden, so fällt er auseinander. Die Blätter kurz abbrausen und trockenschütteln.
Nicht wässern: Vielfach liest man in den Rezepten, dass Endiviensalat in warmem Wasser gewässert werden soll, denn das entzieht dem Salat die Bitterstoffe – jedoch werden uns so auch gesundheitliche Stoffe vorenthalten.
Nun die gewaschenen Blätter übereinanderlegen und dünne Streifen abschneiden. Den Apfel samt Schale kleinschneiden. Aus Öl, Zitrone, Salz und Pfeffer eine Marinade herstellen. Alle Zutaten in eine Schüssel geben, kurz durchmischen und servieren.

Artischocken-Antipasti

- 6 kleine frische Artischockenblüten mit Stiel
- 150 ml Weißweinessig
- 500 ml Wasser

- 1 Zweiglein Rosmarin, 1 Lorbeerblatt
- Meersalz, Pfeffer
- einige Zweige glatte Petersilie
- 50 ml Olivenöl
- 1 Knoblauchzehe
- 2 Bio-Zitronen

Den Stiel von den Artischocken abbrechen. Die äußeren harten und derben Blätter entfernen. Gut ⅔ des oberen Teils der Artischocke abschneiden und nur das untere Drittel, den Boden verwenden. Mit einem Sägemesser grüne Blattreste entfernen. Im Boden befindet sich das ungenießbare Heu: Kratzen Sie es mit einem Teelöffel vorsichtig heraus. Artischockenböden mit einem kleinen Messer nachsäubern, vierteln und sofort in Zitronenwasser (½ l Wasser mit 4 EL Zitronensaft mischen) einlegen. Weinessig, Wasser, Lorbeerblatt und den Rosmarinzweig in einen Topf geben und den Sud zum Köcheln bringen. Die geputzten Artischocken hineingeben und 8–10 min bei niedriger Temperatur köcheln. Mit einer Schöpfkelle herausnehmen und auf einem Geschirrtuch abtropfen lassen. Die getrockneten Artischockenviertel in eine Schale geben, gehackte Petersilie und Knoblauch, Olivenöl, einige Spritzer Zitronensaft sowie Salz und Pfeffer zugeben. Alle Zutaten vermischen und über Nacht durchmarinieren, ehe sie serviert werden.

Einkaufstipp

Achten Sie beim Einkauf von Artischocken darauf, dass die Knospe geschlossen ist und sich wie der Stiel fest anfühlt. Je länger der Stiel, desto besser ist die Haltbarkeit.

SCHWÄCHE, ERSCHÖPFUNG, ALTERSBESCHWERDEN

Kurz erklärt Momente der Erschöpfung sind normal und gehören zum Leben dazu. Oft genügen Ruhe und erholsamer Schlaf, um die Energiereserven wieder aufzufüllen. Wenn die Erschöpfung jedoch anhält, das Bedürfnis vorherrscht, sich hinzulegen oder auszuruhen, Sie sich ständig müde, schlapp und ausgelaugt fühlen und es insgesamt schwerfällt, aktiv zu werden, kann ein chronischer Erschöpfungszustand vorliegen. Chronische Erschöpfung kann in jedem Lebensalter vorkommen und wird bei Frauen häufiger beschrieben als bei Männern. Anhaltende Erschöpfungszustände sollten Sie nicht achtlos beiseite schieben, sondern unbedingt ernst nehmen und ärztlich abklären lassen, denn es sind Warnsignale des Körpers.

Anders verhält es sich mit dem Alterungsprozess, dem wir nicht entgehen können. Ab etwa 70 Jahren wird man als „alt“ bezeichnet. Die üblichen Erholungsphasen reichen oft nicht mehr aus, aber Erschöpfung sollte nicht zum Dauerzustand werden. Mit den Jahren verändert sich die Verdauungsleistung, die Blutgefäße verlieren an Elastizität und Funktionskraft, die Herzleistung lässt nach (Altersherz) und das Immunsystem kann Viren und Bakterien nicht mehr so schnell die Stirn bieten. Insgesamt lassen viele Körperfunktionen nach, so auch die Muskelkraft, die Wundheilung, die Sehkraft, die Fähigkeit, Giftstoffe auszuscheiden, oder die Wärmeregulation. Der Prozess lässt sich nicht verhindern, aber verlangsamen. Die Lebensgestaltung und auch die Erbanlagen sind entscheidend für die Geschwindigkeit der Alterung.

Typische Symptome Wenn sich auf dem Schreibtisch die Papierberge türmen, Sie nach einer eigentlich erholsamen Nacht statt energiegeladen grundlos abgeschlagen und müde sind, sich oft überfordert fühlen oder den Eindruck haben, dass Ihnen die Arbeit „über den Kopf wächst", tagsüber sich bleierne Müdigkeit einstellt oder die Konzentrationsfähigkeit nachlässt, kann das auf einen chronischen Erschöpfungszustand hindeuten.

Auch ältere Menschen berichten von Erschöpfungs- und Müdigkeitszuständen; hinzu kommen oft noch körperliche Inaktivität, ein verlangsamter Gang oder eingeschränkte Beweglichkeit durch Knochen- und Gelenkschmerzen, Kraftlosigkeit, ein verminderter Geruchssinn, Appetitmangel- und Gewichtsverlust.

Zum Arzt Bei jüngeren Menschen ist anhaltende Erschöpfung immer ein Grund für den Arztbesuch. Ein Mangel an Eisen, Vitaminen, Schilddrüsenerkrankungen, Schlafstörungen, hormonelle Veränderungen insbesondere der Nebennieren bis hin zu Krebserkrankungen können ursächlich dafür verantwortlich sein. Aber auch ältere Menschen sollten den Arzt aufsuchen, wenn die Erschöpfung zum ständigen Begleiter wird.

Die Behandlung unterstützen Unabhängig von der Ursache sind bei Erschöpfung und Altersschwäche angemessene Ruhezeiten, eine energiereiche, aber nicht schwer verdauliche Nahrung (viele geeignete Rezepte finden Sie in der Mittelmeerküche oder der Low-Carb-Bewegung) und eine ausreichende Zufuhr von Nährstoffen schon mal zwei wichtige Bausteine. Häufiger finden sich bei Erschöpfung und Schwäche eine Unterversorgung mit Vitamin D, Vitamin B_{12}, Folsäure, Magnesium, Calcium, Eisen, Selen wie auch Zink.

Es gibt eine Reihe an stärkenden und energiebringenden Heilpflanzen. Sogenannte Adaptogene wie Rosenwurz, Ginseng, Taigawurzel oder Vitalpilze (Cordyceps, Reishi) können die leeren Batterien wieder aufladen. Unter den heimischen Pflanzen haben die Brennnessel und der Weißdorn hier einen besonderen Stellenwert. Brennnesselblätter regelmäßig als Gemüse gegessen und insbesondere die nussig schmeckenden Samen (1–2 TL

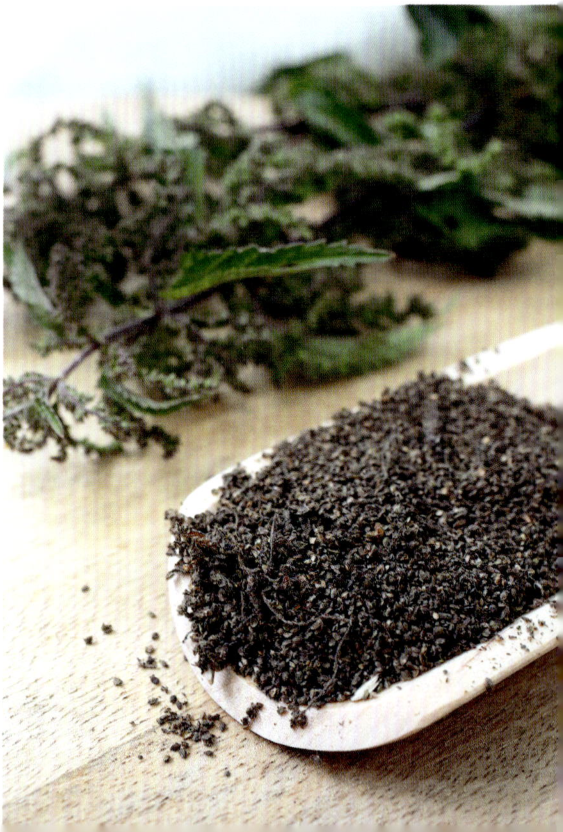

Brennnesselsamen sind ein echtes Superfood.

täglich über das Müsli oder den Salat gestreut) sind ein wahres Superfood, welches bei Energiemangel helfen kann; der Weißdorn übt eine stärkende Funktion auf das Herz aus.

Wie Bitterstoffe helfen Alle Pflanzen mit bitteren Anteilen haben eine allgemein tonisierende, also kräftigende Wirkung auf den Körper und die Seele, denn sie beeinflussen das Gesamtbefinden eines Menschen. So kann durch sie beispielsweise ein atonischer Magen (schwacher Magen), das Altersherz, Funktionsstörungen im Verdauungstrakt, die eher mit Verstopfung als mit Durchfall einhergehen, Leber- und Gallestörungen und auch Müdigkeit gebessert werden.

Die Gruppe der Amara tonica (siehe Seite 10) wird therapeutisch besonders häufig bei diesen Beschwerden genutzt. Bei ihnen stehen sowohl die verdauungsanregenden als auch die allgemein tonisierenden Eigenschaften im Vordergrund. Enzian und Tausendgüldenkraut gehören zu dieser Gruppe. Besonders die Enzianwurzel hat sich seit Generationen als Stärkungsmittel bei körperlichen und seelischen Schwächezuständen bewährt. Doch auch das Wermutkraut oder die Kalmuswurzel gelten als Lebenskraftspender. Das Herzgespannkraut hat eine stärkende Wirkung auf das Herz, Rosmarin gilt als Energiespender für den Kreislauf, da er belebt, aktiviert und durchwärmt.

Rezepte

Bittere Tinktur für den schwachen Magen – Bei schwacher Verdauungsleistung und Neigung zu Verstopfung

- 30 g Tausendgüldenkraut
- 20 g Rhabarberwurzel
- 10 g Wacholderbeeren
- 10 g Schafgarbenkraut
- 10 g Kalmuswurzel
- 5 g Wermutkraut, alternativ Beifußkraut

Die Wurzelteile und die Kräuter säubern und fein schneiden, die Beeren anquetschen und alle Zutaten in eine große Weithalsflasche füllen, mit 1 l hochprozentigem Alkohol (Wodka) übergießen. Den Kräuteransatz etwa 2 Wochen durchziehen lassen, danach abseihen. Davon bis zu 3-mal täglich 20–30 Tropfen in einem Glas mit lauwarmem Wasser einnehmen.

Enzianwein – Bei allgemeiner Schwäche und schlaffen Verdauungsorganen

- 50 g Enzianwurzel
- 1 l guter Rotwein

Beide Zutaten in einer Weithalsflasche mischen, den Ansatz mindestens 14 Tage ziehen lassen, dann abseihen. Von dem Wein 1/16–1/8 (125 ml) bis zu 2-mal täglich nach den Hauptmahlzeiten trinken.

Tee zur Stärkung der Herzkraft
Mit belebendem Effekt

- 30 g Rosmarinblätter
- 30 g Weißdornblüten / -blätter
- 20 g Herzgespannkraut
- 10 g Pomeranzenschale

1 TL der Mischung mit 1 Tasse heißem Wasser übergießen, 5 min ziehen lassen, dann abseihen. 2–3-mal täglich und maximal über 4 Wochen 1 Tasse trinken. Bei Vorerkrankungen und Medikamenteneinnahme die Einnahme vor Anwendung mit dem behandelnden Arzt abklären.

Rosmarinwein – Anregend für den Kreislauf, besonders für ältere Menschen

- 50 g Rosmarinblätter
- 1 l Likörwein

Beide Zutaten in einer Weithalsflasche mischen und mindestens 5 Tage, besser 1 Woche durchziehen lassen, dann filtrieren. 2–3-mal täglich davon 1 EL nach dem Essen einnehmen.

Rosmarinbad – Weckt die morgendlichen Lebensgeister
50 g Rosmarinnadeln mit 1 l siedendem Wasser überbrühen, zugedeckt 20 min ziehen lassen, abgießen und dem Wannenwasser zugeben. Das Bad eignet sich gut in den Morgen- oder Vormittagsstunden, da es aktiviert. Am Abend kann es für einige Menschen zu anregend sein und dann zu Schlafstörungen führen.

Rosmarin-Ölauszug – Zum Einreiben bei allgemeinem Kältegefühl mit ständig kalten Händen und Füßen
Eine Handvoll Rosmarinnadeln mit Bio-Sonnenblumenöl übergießen (etwa 20 g Rosmarin auf 100 ml Öl) und die Nadeln 1–2 Stunden auf kleinster Stufe auf dem Herd in dem Öl ziehen lassen. Danach die Nadeln abseihen und das Öl in ein verschließbares Fläschchen füllen. Bei Bedarf damit die kalten Hände und Füße einreiben. Nicht anwenden bei rheumatischen Erkrankungen.

Rosmarinwein regt den Kreislauf an.

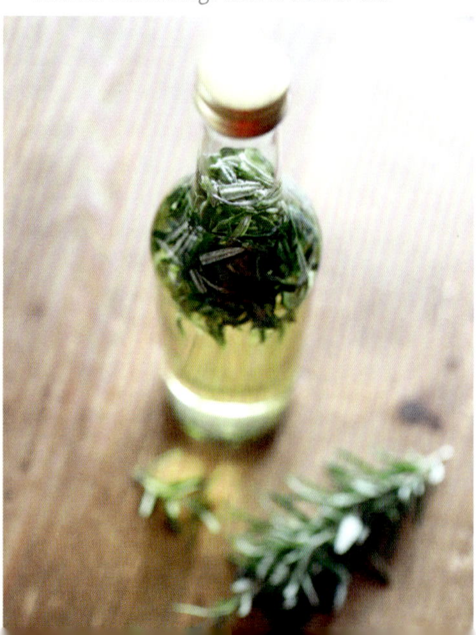

Aktivierendes Fußbad mit Beifußkraut
Eine Handvoll getrocknetes Beifußkraut mit 2 l siedendem Wasser aufgießen, das Kraut zugedeckt 10 min ausziehen lassen, dann abseihen. Nun den starken Sud in eine Fußwanne schütten und mit Wasser auffüllen. Die belebenden Kräfte können bei Schwäche, Energie- und Antriebslosigkeit gute Dienste tun.

Fertigpräparate: Amara Tropfen (Weleda), Amara Pascoe Tinktur, Enzian Wurzelextrakt (Sunday Natural), Enzianwurzel Tee (Bombastus), Tausendgüldenkraut Kapseln Bio (Dr. Ehrenberger), Rosmarin Aktivierungsbad (Weleda), Rosmarin Salbe 10 % (Weleda)

UMWELTEINFLÜSSE MINIMIEREN UND AUSLEITEN

Kurz erklärt Reine Luft, sauberes Trinkwasser, gesunde Lebensmittel und eine intakte Natur sind wichtige Voraussetzungen für ein gesundes Leben. Die Umweltmedizin befasst sich mit der Prävention und der Behandlung von Erkrankungen, die mit Umweltnoxen in Verbindung gebracht werden. Sowohl speziell ausgebildete Ärzte als auch Heilpraktiker beschäftigen sich mit umweltmedizinischen Belastungen.

Und im Prinzip kannten auch schon die Ärzte und Heilkundigen der Antike Gifte, die den Körper belasten, denen sie beispielsweise mit Theriak (siehe Seite 15) zu Leibe rückten. Berichte von Vergiftungen durch Schlangenbisse, aber auch mit giftigen Pflanzen wie Schierling, Alraune oder Bilsenkraut findet man schon in antiken Aufzeichnungen. In späteren Jahrhunderten hantierten Quacksalber mit Quecksilber und behandelten damit die Syphilis wie die Pest, was bei unkundiger Dosierung zu starken Vergiftungen führte. Das Thema Quecksilber zieht sich jedoch bis in die heutige Zeit. Mit silbergrauen Quecksilber-Plomben, also Amalgamfüllungen in Zähnen, verschließen Zahnärzte seit mehr als 150 Jahren Kariеslöcher. Die Legierung aus Quecksilber, Kupfer, Zinn und Silber gilt als Sondermüll und findet sich bis heute noch in Zähnen der Generation 40+.

Zwar kommen heute aus den Schornsteinen vielerorts keine sichtbaren Giftwolken mehr, jedoch haben Umweltbelastungen nicht abgenommen – sie sind nur unscheinbarer „verpackt“. Aluminium in Deodorants und als Wirkverstärker in Impfstoffen, Flammschutzmittel in Teppichen und Matratzen, Formaldehyd in Spanplatten, Lacken, Nagellack oder Fertigparkett, Pestizide aus der Landwirtschaft im Boden, der Luft und in Gewässern, Chemikalien aus Medikamenten, wasserführende Bleileitungen in alten Gebäuden sind nur einige Beispiele für die allgegenwärtigen Stoffe, die uns nicht zuträglich sind.

Typische Symptome Niemand ist heute mehr giftfrei, die einen haben mehr Belastungen, andere weniger. Viele Giftstoffe lagern sich im Organismus ein, die dadurch entstandenen Symptome sind meist unspezifisch und können mannigfaltig sein. Gifte beschädigen die Zellen und deren Funktionen im ganzen Körper einschließlich des Nervensystems. Wenn Sie sich trotz ausreichend Schlaf und guter Ernährung mit Lebensmitteln aus biologischem Anbau schlapp, energielos und müde fühlen, unter unerklärlichen Stimmungsschwankungen, Allergien, Reizdarm oder Kopfschmerzen leiden, könnten das Hinweise auf eine Giftbelastung sein. Auch überflüssige Pfunde, die trotz Mühen nicht weichen, unangenehmer Körpergeruch, Unfruchtbarkeit, Muskel- und Gelenkschmerzen, die ohne körperliche Belastung entstehen, oder ein unschönes Hautbild mit Pickeln und Mitessern kann auf eine Toxinbelastung hinweisen.

Zum Arzt Es gibt eine unüberschaubar große Anzahl giftiger Substanzen,

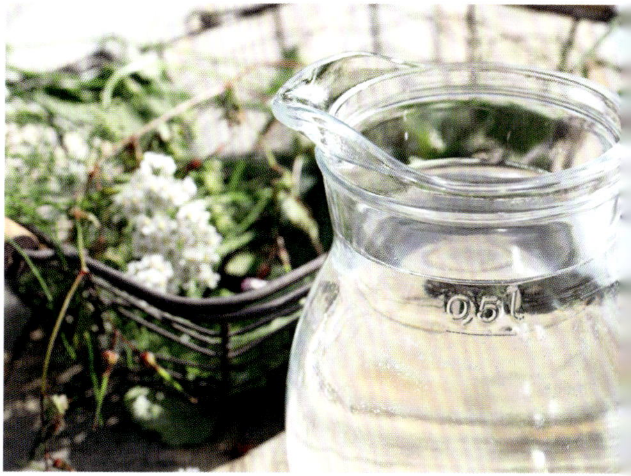

Viel Wasser zu trinken hilft dem Körper, sich von Schadstoffen zu befreien.

aber auch viele verschiedene Diagnosemöglichkeiten, um Umweltbelastungen zu erfassen. In den Haaren, aber auch in den Nägeln lassen sich zahlreiche körpereigene und körperfremde Substanzen nachweisen. Dazu zählen chronische Belastungen mit Schwermetallen wie Arsen, Blei, Cadmium, Chrom, Molybdän, Nickel, Quecksilber und Silber. Auch der Urin, das Blut, insbesondere das Vollblut geben Hinweise auf eine Giftbelastung. Einige Labore, Haaranalyse-Institute und Apotheken bieten hierzu Auswertungen an. Bei therapieresistenten Problemen wenden Sie sich bitte an einen Umweltmediziner oder dafür ausgebildeten Heilpraktiker, da hier spezifische Tests durchgeführt werden können.

Die Behandlung unterstützen Ziel von Detox-Kuren ist es, den Körper von Giftstoffen zu entlasten. Eine Detox-Kur kann 2-mal pro Jahr durchgeführt werden. Kinder, Schwangere und Menschen mit schweren Vergiftungen oder chronischen Grunderkrankungen sollten nicht beziehungsweise nicht ohne den Rat eines Arztes oder Heilpraktikers entgiften.

Im ersten Schritt können frische Luft und lange Spaziergänge, Massagen, Basenbäder, regelmäßige Saunagänge und eine Ernährung mit viel Blattgrün (Chlorophyll) die entgiftende Wirkung anregen.

Im zweiten Schritt können Sie durch Zufuhr von Vitalstoffen die Giftausscheidung beschleunigen. Dazu gehören insbesondere

- Selen; Einnahme als Natriumselenit 100–200 µg oder kurmäßig 2–3 Paranüsse täglich,
- B-Vitamine als Vitamin-B-Komplex mit allen 8 B-Vitaminen,
- Zink als Zinkbisglycinat, Zinkaspartat oder Zinkorotat, 10–25 mg,
- Vitamin C in Form von Hagebuttenextrakt, Acerola, Sanddorn oder als liposomales Vitamin C, 1000 mg (Anwendung über 2 Wochen),
- Probiotika (Bifido- und Lactobazillen, E. coli nur bei nachgewiesenem Mangel),
- Heil- oder Vulkanerde wie Zeolith 1–3 TL gelöst in Wasser täglich.

Wie Bitterstoffe helfen Im dritten Schritt und um die Ventile zu öffnen, also die körpereigenen Entgiftungsorgane zu aktivieren, sind neben nierenanregenden Kräutern vor allem Bitterstoffe nötig. Grundsätzlich fördern alle in diesem Ratgeber vorgestellten Bitterkräuter die Entgiftung über die Leber, da durch sie mehr Gallensaft gebildet wird – eines der wichtigsten Ausscheidungsmedien des Körpers.

Ich möchte jedoch auch noch einen anderen Aspekt einiger Bitterpflanzen betrachten – nämlich die der Ruderalpflanzen. Die Ruderalvegetation besiedelt ohne das Zutun von Menschenhand gestörte Flächen von Siedlungen, Industrie- und Brachland an Bahngleisen sowie Verkehrswegen. Hier finden sich also die wahren Überlebenskünstler in einem naturfeindlichen Umfeld. Zu den typischen Ruderalpflanzen gehören Brennnesseln, Wegeriche, Labkräuter, Ampfer, Giersch und eben eine beachtliche Anzahl bitterer Kräuter wie Löwenzahn, Mariendistel, Wegwarte, Schöllkraut, Beifuß oder Rainfarn. All diesen Pflanzen ist gemein, dass sie eine unglaubliche Resistenz gegen Umweltgifte zeigen. Abgase, Reifenabrieb, Metalle, verdichtete oder saure Böden können ihnen wenig anhaben.

Möglicherweise ist es die Aufgabe der Ruderalpflanzen, die Böden und die Luft zu heilen. Ihre Anpassungsfähigkeit ist jedoch auch für uns Menschen nützlich. Emil Schlegel (1842–1934), Arzt und Pflanzenkenner, fasste dies in einem Merksatz zusammen: „Wo Krankheit, da Arznei, wo Arznei, da Krankheit."

Hinweis

Sollten unter der Einnahme der unten angegebenen Rezepte Entgiftungssymptome auftreten, bitte die Dosierung reduzieren und die Flüssigkeitsmenge erhöhen. Die Symptome machen sich als Kopfschmerzen, Schwindel, Unwohlsein, Schlafstörungen, Durchfall oder unangenehmer Schweißgeruch bemerkbar. Nach einigen Tagen Anpassungszeit können die meisten Menschen die Dosierung nach und nach, wie unten angegeben, erhöhen.

Rezepte

Salat aus vitalisierenden und reinigenden Frühjahrskräutern – Mit dem Frühjahr erwacht das Bedürfnis nach einem „Hausputz"
Zutaten für 2–3 Portionen

- 1 Handvoll junge Löwenzahnblätter
- 1 Handvoll junge Brennnesselblätter, mit dem Nudelholz angewalkt
- 1 Handvoll Gierschblätter
- einige Blätter von Schafgarbe, Wegwarte oder Odermennig
- 1 Schalotte, kleingehackt
- natives Olivenöl, Apfelessig oder Zitronensaft, Salz, Pfeffer, ½ TL Senf, ½ TL Honig

Die Kräuter verlesen, waschen, kleinzupfen und in eine Schüssel geben. Eine Vinaigrette aus Essig / Zitrone, Öl, Honig und Gewürzen herstellen, über die Kräuter geben, vermischen und gleich servieren. Der Wildkräutersalat ist eine milde Variante den Entgiftungsprozess anzukurbeln und für Groß und Klein geeignet.

Löwenzahnwurzel-Sole-Tinktur

- 2 mittelgroße Löwenzahnwurzeln, gesäubert und kleingehackt
- 2 EL Apfelessig (regt die Nieren-, Darm- und Leberentgiftung an)
- ca. 250 ml Sole-Tinktur (hergestellt aus 1 TL Sole und Quellwasser)

Sole, eine Mischung aus 26 % Natursalz und 1 l Quellwasser, ist ein Salzwasser mit Spurenelementen, welches den Stoffwechsel und die Ausscheidungsorgane aktiviert.
Alle Zutaten in ein sauberes Schraubglas füllen, durchschütteln und mehrere Tage durchziehen lassen. Sonst Gesunde können bereits vor dem Frühstück 1–2 TL der entgiftenden Sole-Tinktur kurmäßig in einem Glas heißem Wasser einnehmen. Da sie keinen Alkohol enthält, ist sie nur begrenzt haltbar und sollte im Kühlschrank aufbewahrt werden.

Entgiftende Kräuter-Tinkturen
Die Kur eignet sich für sonst gesunde Erwachsene und sollte höchstens 2-mal jährlich über einen Zeitraum von 2–3 Wochen angewendet werden. Anwendung je 1-mal täglich, 15–30 min vor dem Essen, Dosierung: 7–10 Tropfen in etwas Wasser gelöst. Die Tinkturen werden nach dem bewährten Verfahren: 1 Teil zerkleinertes Kraut beziehungsweise Wurzel

und 5 Teile hochprozentiger Alkohol hergestellt. Ansatzdauer 14 Tage, danach die Kräuterteile absieben.

- morgens: Goldruten-Tinktur – aktiviert und schützt die Niere zugleich,
- mittags: Löwenzahn-Wurzeltinktur – aktiviert Leber und Nieren,
- abends: Bärlauch-Tinktur – mobilisiert Giftstoffe und Metalle,
- vor dem Schlafen: Mariendistel-Tinktur – schützt die Leber und regeneriert sie.

Kräuter-Teemischung zur Ausleitung von Schwermetallen

- 20 g Beifußkraut – aktiviert die Hypophyse, den Stoffwechsel und die Leber,
- 20 g Brennnesselkraut – spült die Nieren durch,
- 20 g Goldrutenkraut – stärkt die Regeneration von Nierengewebe,
- 20 g Löwenzahnwurzel – regt die Leber- und Nierentätigkeit an,
- 20 g Wegwartenkraut – mobilisiert Metalle und den Stuhl.

Die Kräuter zu gleichen Teilen mischen. 1–2 TL mit 250 ml siedendem Wasser überbrühen, 10 min ziehen lassen. Entweder kurmäßig oder nach dem Entfernen von Amalgamfüllungen 1–3 Tassen über mehrere Wochen trinken.

Bärlauch-Tinktur

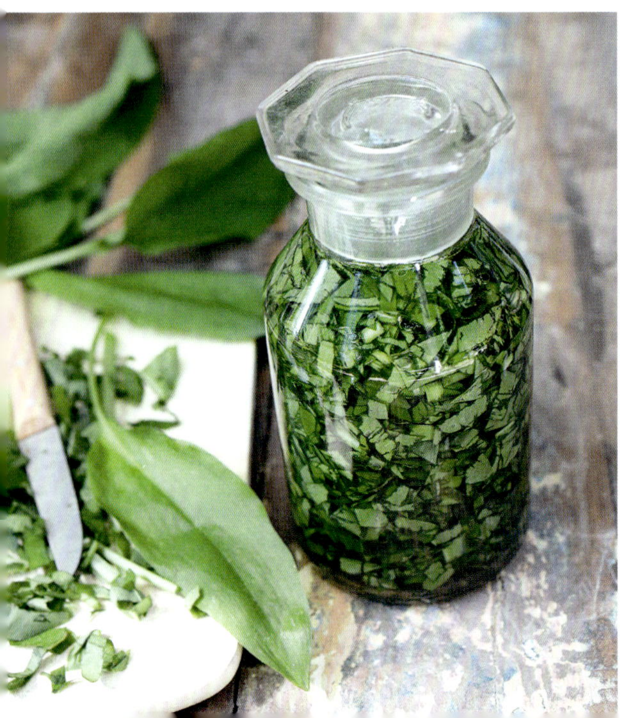

VERDAUUNGSBESCHWERDEN – APPETITMANGEL, BLÄHUNGEN, VÖLLEGEFÜHL

Kurz erklärt Von der Mundhöhle bis zum Übergang in den Dickdarm wird Nahrung im Körper zerlegt, denn in ihrer ursprünglichen Form ist sie für den Körper nicht verwertbar. Verdauung ist Teamarbeit: Mit den Zähnen beginnt die mechanische Zerkleinerung, hinzu kommt Speichel, der schon mal die ersten Kohlenhydrate knackt. Die Verdauung beginnt also bereits in der Mundhöhle. Auf der Zunge befinden sich unter anderem Rezeptoren, welche Bitterstoffe wahrnehmen. Die Stimulierung dieser Bitterrezeptoren führt dazu, dass für die Verdauung wichtige Organe umgehend mit der Produktion von wichtigen Sekreten beginnen. Im Magen wird der Speisebrei vermischt, und mit dem salzsäurehaltigen Magensaft beginnt die Eiweißverdauung; Leber und Bauchspeicheldrüse sorgen für Enzyme und Säfte, die besonders fette Speisen aufschließen können, im Dünndarm wird noch weiter zerlegt und die so gewonnenen Nährstoffe schließlich über die Darmschleimhaut aufgenommen. Im Dickdarm zersetzen Darmbakterien den unverdaulichen Rest und entziehen dem Stuhl Wasser, ehe er ausgeschieden wird. Vereinfacht gesagt dient Nahrung dazu, neue Körpersubstanzen zu bilden, und ein Teil wird in Energie umgewandelt.

Typische Beschwerden Eigentlich sollten wir von diesem hochkomplexen Vorgang nicht viel mitbekommen, denn er unterliegt einer unbewussten Steuerung und Wahrnehmung. Gerät das empfindliche Gleichgewicht der Verdauung jedoch durcheinander, kann es das Wohlbefinden stark beeinflussen. Appetitlosigkeit, festsitzende Blähungen (Meteorismus), diffuse oder krampfartige Bauchschmerzen, wechselnde Stühle, Verstopfung (Obstipation) oder Durchfall (Diarrhoe) können die Folge sein. 20–30 % aller Deutschen leiden unter funktionellen Darmbeschwerden ohne erkennbare Ursachen.

> **Appetitlosigkeit**
Fehlt der Appetit, befindet sich der Körper häufiger in einer Krise. Stress, psychische Belastungen, aber auch akute Magen-Darm-Infekte, chronisch-entzündliche Prozesse im Magen-Darm-Trakt, der Leber und der Nieren wie auch ein Mangel an Verdauungssäften können die Ursache sein. Eine natürliche Abnahme des Appetits findet besonders bei Senioren statt, die durch den anhaltenden Appetitverlust häufiger auch in eine Mangelernährung geraten können. Ein bitterer Aperitif kann hier oft Abhilfe schaffen. Hinter einer anhaltenden Appetitlosigkeit und Gewichtsverlust können jedoch auch ernstzunehmende Erkrankungen stecken.

> **Blähungen**
Hülsenfrüchte oder rohe Zwiebeln können schon mal zu viel Luft im Bauch machen. Darmgase entstehen oft durch falsche Ernährung, hastiges Essen mit Luftschlucken oder auch Stress; mitunter sind auch Lebensmittelunverträglichkeiten (Fructose-, Lactose-, Glutenintoleranz) die Ursache. Die Darmgase entstehen durch das Zusammenspiel von Nahrung und Darmbakterien. Sie äußern sich durch Bauchkrämpfe, heftiges Rumoren und Darmwinde. Sehr übelriechende Winde können durch Fäulnis- oder Gärungsprozesse im Darm, aber auch durch Verstopfung und Eiweißkost bedingt sein. Für diese Beschwerden können in vielen Fällen pflanzliche Heilmittel gute Dienste tun. Ein Blähbauch ohne Windabgang oder ein Völlegefühl bei leerem Magen sollte jedoch immer ärztlich abgeklärt werden.

> **Verstopfung**
Medizinisch liegt nur dann eine Verstopfung vor, wenn zwei oder weniger Stühle pro Woche erfolgen. Ob jedoch eine Darmentleerung täglich oder nur alle 2–3 Tage als normal empfunden wird, ist individuell verschieden. Mühe oder Schmerzen beim Darmentleeren, harter, klumpiger Stuhl sowie das Gefühl von unvollständiger Entleerung sollten jedoch behandelt werden. Viel trinken, reichlich Vollkornprodukte, Abbau von Stress oder Beckenbodenübungen reichen nicht immer, manchmal fehlen auch die richtigen Darmbakterien, die eine geregelte Verdauung erst möglich machen. Bedenken Sie, dass Abführmittel (Laxantien) auch einen Gewöhnungseffekt haben können, quellende Ballaststoffe wie Leinsamen oder Flohsamen können hier eine wirkungsvolle Alternative sein.

Zum Arzt Verdauungsbeschwerden, die länger als eine Woche andauern, die stark ausgeprägt sind oder immer wiederkehren, können Anzeichen von Erkrankungen sein, die eine ärztliche Untersuchung und Behandlung erfordern. Bei ungewolltem

Gewichtsverlust, Blut im Stuhl, starken Krämpfen, Fieber sollten Sie umgehend einen Arzt aufsuchen.

Die Behandlung unterstützen Bei Verdauungsbeschwerden lohnt es sich fast immer, erst einmal die Lebensumstände und die Ernährungsgewohnheiten unter die Lupe zu nehmen. Jede Form von Bewegung aktiviert den Stoffwechsel und die Darmtätigkeit. Zeit fürs Essen, regelmäßige Mahlzeiten und eine angenehme Atmosphäre sind wichtige Bausteine, um eine gute Verdauung zu gewährleisten. Auch die Zusammensetzung und Qualität der Lebensmittel ist von großer Wichtigkeit. Eine bauchgesunde Ernährung zeigt sich abwechslungsreich mit einem hohen Anteil an Gemüse, Sauermilchprodukten sowie hochwertigen Fett- und Eiweißquellen.

Ergänzend können feucht-heiße Bauchwickel mit Kamille oder Schafgarbe, insbesondere bei krampfartigen Beschwerden, ferner eine Fenchel-Ölkompresse, ein Heublumensack, Kartoffel-Wickel und Kirschkernsäckchen hilfreich sein.

Wie Bitterstoffe helfen Bitterstoffe sind das Mittel der Wahl bei einer Vielzahl von Verdauungsstörungen. Sie unterstützen die Magen-Darm-Funktion, indem sie beispielsweise die Darmbewegungen (Peristaltik) fördern, gleichzeitig können durch sie Nährstoffe besser verwertet werden. Sie regen den Appetit an, helfen bei dyspeptischen Beschwerden wie etwa Völlegefühl und Blähungen und verbessern das Milieu im Darm. Gerade Menschen mit trägem Stuhl haben oft ein zu basisches Milieu im Darm. Ihnen fehlen beispielsweise Laktobazillen. Der Stau von Verdauungssäften führt zu Gallengrieß und Gallensteinen, mangelnder Enzymproduktion in der Bauchspeicheldrüse, zu einer pH-Wert-Verschiebung im Darm und zur Anreicherung von Giftstoffen, da diese ungenügend ausgeschieden werden – überall können hier Bitterstoffe hilfreich sein.

Rezepte

Bitter-Smoothie – Beliebt bei Kindern und Senioren, denn Flüssigkeiten „rutschen“ oft besser als feste Nahrung

- eine kleine Handvoll Löwenzahn- oder Wegwartenblätter
- nach Belieben einige Blätter der Schafgarbe oder auch wenige von Beifuß und Odermennig
- 1 Handvoll Feldsalat
- 1 kleiner Apfel
- 1 Birne
- ½ cm Ingwer
- 1 Dattel, entsteint

Die grünen Blätter verlesen, waschen, das Obst in mixergerechte Größe schneiden. Alle Zutaten bis zur smoothen Konsistenz mixen.

Appetitfördernder Wurzelwein

- 2 TL Löwenzahnwurzeln
- 2 TL Wegwartenwurzeln
- 2 TL Angelikawurzeln (alternativ Kalmus-, Galgant- oder Ingwerrhizom)

Die Wurzeln klein hacken, in ein weites Schraubglas füllen, mit ½ l Likörwein (Portwein, Malaga) auffüllen, 1 Woche stehen lassen, das Glas täglich wenden, dann abgießen. Davon bis zu 2-mal täglich 1–2 EL 30 min vor dem Essen einnehmen.

Blähungstreibender Tee für Erwachsene

- 30 g Kümmelfrüchte
- 20 g Schafgarbenkraut oder Engelwurz

Die Kümmelfrüchte erst vor der Verwendung anquetschen, 1 TL der Mischung mit siedendem Wasser übergießen, 7 min ziehen lassen, dann abseihen. Davon bis zu 3 Tassen täglich trinken.

Blähungs- und verdauungsfördernder Tee für Kinder

- 30 g Melissenblätter
- 25 g Fenchelfrüchte, frisch gemörsert
- 25 g Pomeranzenblüten

1 TL (bei kleinen Kindern ½ TL) der Mischung mit 250 ml siedendem Wasser übergießen, 7 min ziehen lassen, abseihen und verteilt über den Tag hinweg geben.

Abführend wirkender Wurzeltee

- 30 g Rhabarberwurzel
- 10 g Enzianwurzel
- 10 g Kalmuswurzel

1 TL der Mischung mit 250 ml siedendem Wasser übergießen, 5–10 min ziehen lassen. Abends vor dem Schlafengehen 1 große Tasse trinken.

Tee bei Reizdarmbeschwerden mit Neigung zu Durchfall

- 15 g Kamillenblüten
- 15 g Gänsefingerkraut
- 10 g Engelwurz oder Meisterwurz
- 10 g Odermennigkraut

1 TL der Mischung mit 1 Tasse heißem Wasser übergießen, 7 min ziehen lassen, abseihen. Bis zu 3 Tassen davon trinken.

Tinktur bei Völlegefühl, Magendrücken mit niedrigem Blutdruck

- 20 ml Kalmuswurzel-Tinktur
- 20 ml Löwenzahnwurzel-Tinktur
- 10 ml Rosmarintinktur

Die Einzeltinkturen in ein 50-ml-Braunglasfläschchen mit Tropfpipette füllen. 2-mal täglich 20–25 Tropfen in etwas Wasser verdünnt einnehmen.

Fertigpräparate: Hetterich Carminativum (zur Unterstützung der Verdauungsfunktion), Salus Magen-Tropfen N (zur Unterstützung der Verdauungsfunktion und Appetitanregung), Absinthium S Nr. 180, Nestmann (zur Unterstützung der Verdauungsfunktion), Montana Haustropfen (bei nervösen Verdauungsbeschwerden und zur Appetitsteigerung), Schwedentrunk Elixier (unterstützt die Verdauungsfunktiion), Gastritol Liquid Dr. Klein (traditionell bei Völlegefühl, Blähungen), Amara-Pascoe (für den gesunden Appetit und die Verdauung), Bitterstern Kräutertropfen (Laetitia)

Zutaten für den Bitter-Smoothie.

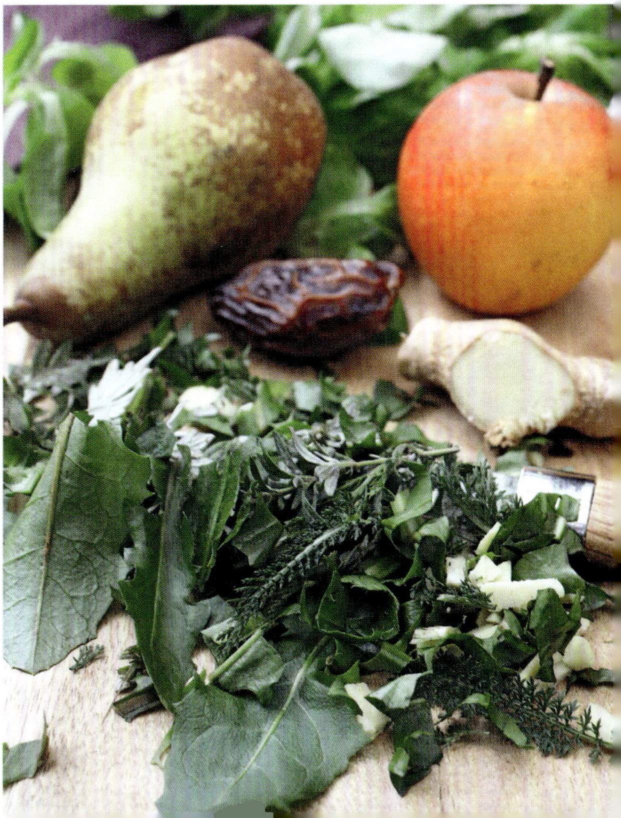

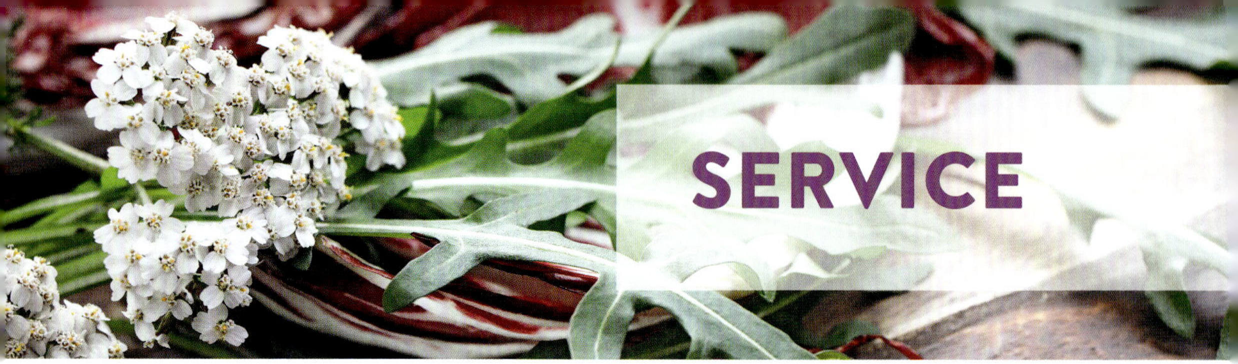

FACHBEGRIFFE KURZ ERKLÄRT

Aperitif

Wortwörtlich soll der Aperitif den Magen öffnen (lat. *aperire* = öffnen). Er wird vor dem Essen getrunken und soll den Appetit anregen. Während er heute eher eine soziale Funktion hat und den Gästen als Begrüßungsdrink gereicht wird oder dazu dient, die Wartezeit bis zum Servieren der Speisen zu überbrücken, ist er in der älteren Verwendung ein Fachwort in der Medizin mit der Bedeutung als öffnendes oder abführendes Heilmittel.

Cholagogum

Unter dem Begriff Cholagogum (Mehrzahl: Cholagoga; von griech. *chole* „Galle" und dem Wortteil *-agogos* „herbeiführend, anregend, veranlassend") versteht man Substanzen, welche die Sekretion von Galle fördern. Mediziner unterscheiden heutzutage jedoch nochmals zwischen

- Cholokinetika, welche die Gallenblasenbewegungen anregen, und
- Choleretika, welche die Bildung von Gallensekret in der Leber fördern.

Digestif

Der Digestif ist das Gegenstück zum Aperitif. Er wird nach dem Essen gereicht und hat eine verdauungsfördernde Wirkung (lat. *digestio* = Verdauung). Wenn der Magen gut gefüllt ist, soll er für eine leichtere Verdauung sorgen. In einigen Restaurants wird zusammen mit der Rechnung ein kleines Verdauungsgetränk serviert. Die nette Geste ist jedoch nur dann wirksam, wenn sie ausreichend Bitterstoffe enthält.

Dyspepsie

Es handelt sich dabei um eine Sammelbezeichnung für unspezifische Oberbauchbeschwerden. 20–40 % der Erwachsenen kennen diese Symptome: Schmerzen, Druck- und Völlegefühl, Aufstoßen, Sodbrennen, frühzeitige Sättigung, Übelkeit bis hin zum Erbrechen. Bitterstoffzubereitungen können bei einer funktionellen Dyspepsie – also bei Beschwerden ohne auffällige Veränderungen im Magen-Darm-Trakt – sehr hilfreich sein.

Karminativum

Ein Karminativum (auch Carminativum) ist ein pflanzliches Mittel gegen Blähungen. Die Wirkung entsteht vermutlich dadurch, dass sich die Darmmuskulatur entspannt, gleichzeitig jedoch die Durchblutung der Darmschleimhaut angeregt und krankmachende Keime in Schach gehalten werden. Bittere Fenchelfrüchte, Kümmel, Anis, die Engelwurz wie auch das Schafgarbenkraut gehören zu dieser Gruppe.

Roemheld-Syndrom

Übermäßige Gasansammlungen im Darm können manchmal aufs Herz drücken. Sie entstehen durch übermäßiges Essen, blähende Speisen oder auch durch Anomalien, die einen normalen Transport des Speisebreis behindern. Durch Beschwerden in der Herzgegend, einen sich plötzlich ändernden Herzrhythmus, ein Beklemmungsgefühl wie auch durch Kurzatmigkeit können wir schnell in Alarmbereitschaft versetzt werden. Diese Symptome sollten grundsätzlich immer ärztlich abgeklärt werden. Glücklicherweise stecken hinter diesen Beschwerden nicht immer ernsthafte Herzerkrankungen, sondern ein übermäßiges Gasvolumen im Magen-Darm-Trakt.

Sekundäre Pflanzenstoffe

Sie kommen zahlreich von Natur aus in Pflanzen vor. Ihre Aufgabe ist es, natürliche Fraßfeinde abzuwehren, die Pflanze vor UV-Strahlung zu schützen, bei der Bestäubung sowie der Verbreitung von Früchten und Samen zu helfen. Für uns Menschen haben sie eine vielfältige gesundheitliche Relevanz. Durch experimentelle Untersuchungen wird von entzündungshemmender, antioxidativer, blutdrucksenkender, antibiotischer, immunmodulatorischer wie auch einer krebshemmenden Wirkung ausgegangen.

Stomachikum

Das Synonym heißt Stomachicum (abgleitet von lat. *stomachus* = Magen). Diese Mittel werden in der Pflanzenheilkunde zur Behandlung von Magen-Darm-Beschwerden verwendet, beziehungsweise um den Appetit zu fördern oder/und die Verdauung anzuregen. Die Stomachika werden wiederum in

- Aromatika (Wirkungsentfaltung durch ihren aromatischen Geruch und Geschmack),
- Amara (Wirkung aufgrund ihres bitteren Geschmacks)
- und Amara-Aromatika (Kombination aus den beiden Erstgenannten) untergliedert.

Tonikum

Bei diesen Mitteln kommt die kräftigende und stärkende Wirkung zum Tragen. Sie sind bei Müdigkeits- und Schwächegefühl, nachlassender Leistung und in der Zeit der Rekonvaleszenz sehr hilfreich. Die Ginsengwurzel ist der bekannteste Vertreter der Tonika. Unter den bitteren Mitteln sind die Amara tonica stärkende Mittel. Dazu gehört beispielsweise der Gelbe Enzian oder auch das Tausendgüldenkraut.

Toxine

Unter Toxinen, abgeleitet vom griech. *toxikon* für Gift, versteht man organische Substanzen – also solche, die von Bakterien, Giftpflanzen, Giftpilzen oder Gifttieren stammen – und schädlich oder tödlich für Zellen, Zellkulturen oder Organismen sind. Oft handelt es sich bei Toxinen um Eiweißverbindungen (Proteine, Peptide), bei Pflanzentoxinen sind insbesondere die Alkaloide von Bedeutung. Toxine werden von Organismen zu ihrer Verteidigung hergestellt.

Zu guter Letzt: Die drei Gruppen Stomachika, Cholagoga, Karminativa sind sowohl in der Wirkweise wie auch in der chemischen Zusammensetzung ähnlich und die Übergänge deshalb fließend.

REGISTER

DIE AUTORIN

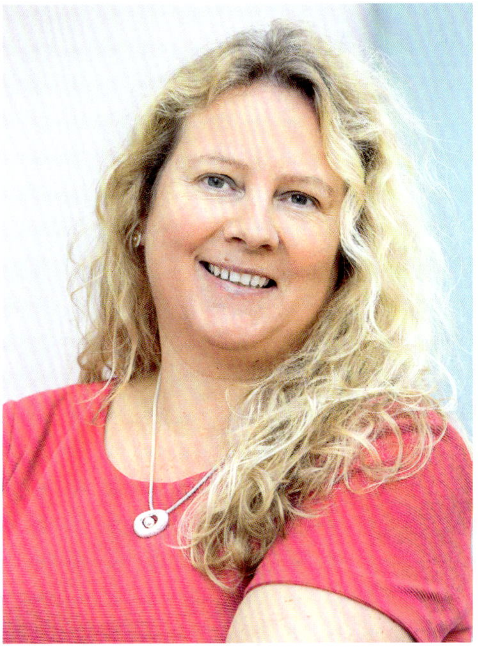

Claudia Ritter ist Heilpraktikerin mit eigener Naturheilpraxis in Weiden, ganzheitliche Ernährungsberaterin, Autorin mehrerer naturheilkundlicher Bücher und Mitglied der Kommission E, einer Sachverständigenkommission für pflanzliche Arzneimittel. Schwerpunkte ihrer Praxis sind Erkrankungen des Immunsystems und hormonelle Störungen. Weitere Informationen zu Veröffentlichungen und Behandlungsoptionen finden Sie unter: www.heilpraktikerin-ritter-claudia.de. Für den Verlag Eugen Ulmer schrieb sie bereits „Heilpflanzen – Signatur und Botschaft“, „Hexenkräuter“, „Ingweröl“, „Pflanzliche Antibiotika selbst gemacht“ und „Heilpflanzenkraft gegen Viren“.

BILDQUELLEN

Alle Fotos stammen von Heike Schmidt-Röger, mit Ausnahme der folgenden:
javarman/Shutterstock.com: Titelfoto
Anja Winkler, Weiden: Porträtfoto Autorin
Städel Museum, Frankfurt am Main: Der bittere Trank, S. 12:
Manfred Ruckszio/Shutterstock.com: S. 27
Claudia Ritter: S. 34, 41
Die Icons fertigte Antje Warnecke.

IMPRESSUM

Hinweise

Anmerkung zur Schreibweise (Gendering) der weiblichen, männlichen und unbestimmten Form: Gendergerechtigkeit und Inklusion sind bei uns gelebte Praxis – bei der Auswahl unserer Themen, bei der Recherchearbeit, in der Gestaltung. Unsere Texte meinen alle. Damit unsere Inhalte jedoch gut lesbar bleiben, verzichten wir in diesem Werk auf die jeweilige Mehrfachnennung oder Anpassung der Schreibweise bestimmter Bezeichnungen an die weibliche, männliche oder diverse Form.

Das medizinische Wissen ist einem ständigen Wandel unterworfen. Die in diesem Buch gezeigten Empfehlungen, Möglichkeiten und Hinweise basieren sowohl auf altem traditionellem Heilwissen der Volksheilkunde als auch auf neuen Ergebnissen aus der Forschung. Jedem Leser wird geraten, alle verfügbaren Informationen zur Gesetzeslage und zu Behandlungsstandards zu recherchieren. Dieses Buch ersetzt keine medizinische Diagnose und Behandlung. Für Angaben zu Anwendung, Dosierung und Applikationsform kann weder von der Autorin noch vom Verlag eine Gewähr übernommen werden. Empfohlene Medikamente, Nahrungsergänzungsmittel, Medizinprodukte sowie Nahrungsmittel und Arzneipflanzen dürfen bei bekannter Überempfindlichkeit und Unverträglichkeit gegenüber den angegebenen Wirkstoffen oder einem der sonstigen Bestandteile nicht eingenommen werden. Von den in diesem Buch empfohlenen Produkten und Präparaten profitieren weder die Autorin noch der Verlag durch Nennung oder Verkauf. Sofern eingetragene Warenzeichen, Gebrauchsnamen oder Handelsnamen verwendet werden, gelten die entsprechenden Schutzbestimmungen (auch wenn diese nicht als solche gekennzeichnet sind).
Die Gedanken, Methoden und Anregungen in diesem Buch stellen die Meinung beziehungsweise die Erfahrung der Verfasserin dar. Sie wurden von der Autorin nach bestem Wissen erstellt und mit größtmöglicher Sorgfalt geprüft. Fehler sind jedoch nie vollständig auszuschließen. Eine Garantie für die Richtigkeit der Angaben kann daher nicht gegeben werden. Autorin wie Verlag können aus keinem Rechtsgrund für eventuelle Nachteile, Unfälle oder Schäden, die etwa aus in diesem Buch gegebenen praktischen Hinweisen resultieren, eine Haftung übernehmen.

Bibliografische Information der Deutschen Nationalbibliothek

Die Deutsche Nationalbibliothek verzeichnet diese Publikation in der Deutschen Nationalbibliografie; detaillierte bibliografische Daten sind im Internet über http://dnb.d-nb.de abrufbar.

Wollgrasweg 41, 70599 Stuttgart (Hohenheim)
E-Mail: info@ulmer.de
Internet: www.ulmer.de

Projektleitung: Antje Munk
Lektorat: Regina Franke
Herstellung: Katharina Merz
Umschlaggestaltung: Antje Warnecke, nordendesign.de
Satz: Gerhard Junker, www.redsign.de, Stuttgart
Reproduktion: time:ray, Jettingen
Druck und Bindung: Westermann Druck, Zwickau
Printed in Germany

ISBN 978-3-8186-1929-9

MIX
Papier | Fördert gute Waldnutzung
FSC® C110508

HIER KÖNNEN SIE WEITERLESEN

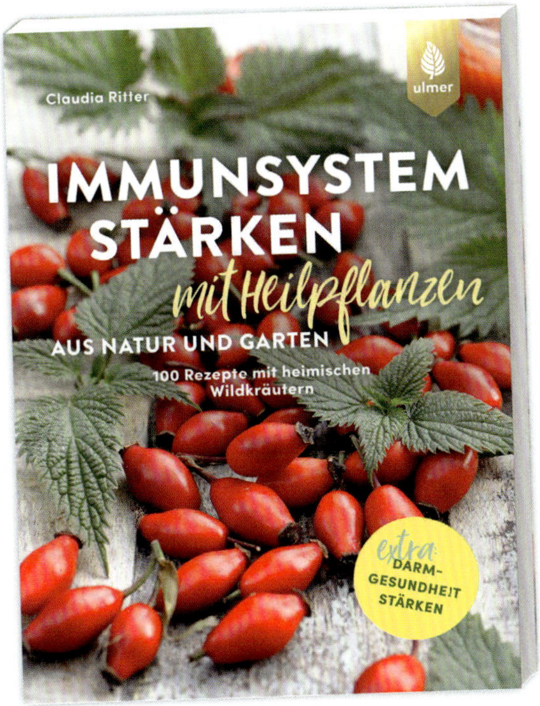

Mobilisieren Sie körpereigene Abwehrkräfte mit schützender Heilpflanzenkraft aus heimischer Natur und eigenem Garten – von vitaminpraller Brombeer-Fruchtgrütze über Löwenzahnwickel als Detox für die Leber bis zu gedünsteter Wegwartenwurzel speziell für die Darmflora. Lesen Sie hier, wie die bioaktiven Inhaltsstoffe unserer 20 stärksten pflanzlichen Verbündeten das Immunsystem boostern: zur Prophylaxe wie zur sanften Selbstbehandlung bei Infekten. Mit vielen Praxistipps zu Ernte und Verarbeitung, mehr als 100 alltagstauglichen Rezepten aus der Küche der Expertin und informativen Extras zu Darmgesundheit, Gemmotherapie und der „Wunderwaffe" Oxymel.

Immunsystem stärken mit Heilpflanzen aus Natur und Garten.

100 Rezepte mit heimischen Wildkräutern, Beeren und Nüssen. Extra: Darmgesundheit stärken.
C. Ritter. 2022. 136 Seiten, 60 Farbfotos, kart. ISBN 978-3-8186-1631-1.

HEILKRÄFTE DER NATUR

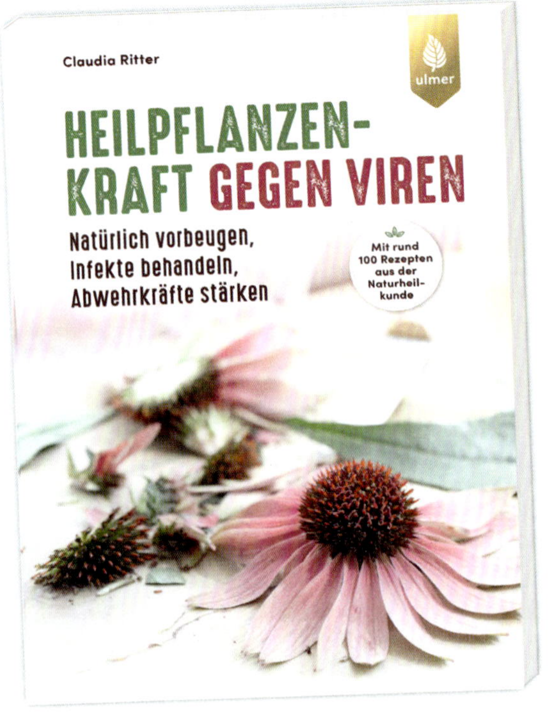

Die Naturheilkunde bietet eine Fülle von Heilpflanzen, Gewürzen und Wildkräutern, um sich sanft und nebenwirkungsfrei vor Angriffen und Infektionen durch Viren zu schützen. Die wirksamen Inhaltsstoffe der Pflanzen stimulieren die Abwehrzellen des Immunsystems, haben direkte antivirale Effekte oder hemmen die Vermehrung von Viren. Wie man die körpereigene Abwehr mit virenhemmenden Heilpflanzen stärken kann, zeigt dieser praktische Ratgeber. Claudia Ritter beschreibt Möglichkeiten zur Prophylaxe, Rezepte und die richtige Zubereitung von Tees, Tinkturen und anderen Anwendungen mit bewährten antiviralen Heilpflanzen wie Sonnenhut, Zistrose, Bärlauch und vielen mehr.

Heilpflanzenkraft gegen Viren. Natürlich vorbeugen, Infekte behandeln, Abwehrkräfte stärken. Mit rund 100 Rezepten aus der Naturheilkunde. C. Ritter. 2020. 128 S., 67 Farbfotos, kart. ISBN 978-3-8186-1320-4.